Bipolare Erkrankungen

UNI-MED

UNI-MED Verlag AG
Bremen - London - Boston

Mühlbacher, Moritz:
Bipolare Erkrankungen/Moritz Mühlbacher.-
1. Auflage - Bremen: UNI-MED, 2009
(UNI-MED SCIENCE)
ISBN 978-3-8374-1128-7

Printed in Europe

Die Erkenntnisse der Medizin unterliegen einem ständigen Wandel durch Forschung und klinische Erfahrungen. Die Autoren dieses Werkes haben große Sorgfalt darauf verwendet, dass die gemachten Angaben dem derzeitigen Wissensstand entsprechen. Das entbindet den Benutzer aber nicht von der Verpflichtung, seine Diagnostik und Therapie in eigener Verantwortung zu bestimmen.

Geschützte Warennamen (Warenzeichen) werden nicht besonders kenntlich gemacht. Aus dem Fehlen eines solchen Hinweises kann also nicht geschlossen werden, dass es sich um einen freien Warennamen handele.

UNI-MED. Die beste Medizin.

In der Reihe UNI-MED SCIENCE werden aktuelle Forschungsergebnisse zur Diagnostik und Therapie wichtiger Erkrankungen "state of the art" dargestellt. Die Publikationen zeichnen sich durch höchste wissenschaftliche Kompetenz und anspruchsvolle Präsentation aus. Die Autoren sind Meinungsbildner auf ihren Fachgebieten.

Vorwort und Danksagung

Bipolare Störungen umfassen ein Spektrum psychischer Erkrankungen, die einen chronischen Verlauf zeigen und zu hoher psychosozialer Belastung führen können. Zahlreiche Betroffene werden zu spät richtig diagnostiziert und erhalten über viele Jahre keine spezifische Therapie. Ein wichtiger Grund dafür ist die Überlappung klinischer Symptome mit denen anderer psychischer Erkrankungen. Ein erheblicher Anteil von vermeintlich unipolar rezidivierenden depressiven Erkrankungen gehört nach heutigem Verständnis wahrscheinlich dem bipolaren Spektrum an. Es gibt aber auch Überschneidungen mit Symptomen von Erkrankungen aus dem schizophrenen Formenkreis, von ADHS und von Persönlichkeitsstörungen.

Ein Schwerpunkt dieses Buches liegt daher in der richtigen Erkennung und differenzialdiagnostischen Abgrenzung.

In den letzten Jahren kam es zu einem Paradigmenwechsel im Verständnis der Natur bipolarer Erkrankungen. Wo früher die Beherrschung akuter depressiver und manischer Episoden im Vordergrund der klinischen Bemühungen stand und eine volle Remission zwischen den Phasen angenommen wurde, zeichnen neuere Forschungsergebnisse ein differenzierteres Bild. Die pathologische Stimmungsauslenkung scheint ein konstantes und charakteristisches Merkmal einer größeren, heterogenen Gruppe bipolarer Erkrankungen zu sein. Darüber hinaus finden sich jedoch Anzeichen einer tiefer liegenden chronischen Störung der Funktion neuronaler Signaltransduktion und Netzwerke, die zu verminderter Resilienz führen können. Diese pathologischen Veränderungen tragen vermutlich auch zu dezenten klinischen Symptomen und einer erhöhten Vulnerabilität gegenüber destabilisierenden Einflüssen während euthymer, scheinbar remittierter Phasen bei. Der Behandlungsschwerpunkt verschiebt sich somit immer mehr auf die Zeit zwischen den akuten Phasen im Sinne präventiver Therapie.

Umfassende Maßnahmen zur langfristigen Stabilisierung sind zentraler Bestandteil einer erfolgversprechenden Behandlung. Ihnen wird in diesem Buch in einem eigenen Kapitel besonderer Stellenwert eingeräumt.

Mein Dank gilt Univ. Prof. Dr. Christoph Stuppäck für seine kontinuierliche Unterstützung und das spezielle Engagement zur Erforschung der Erkrankung und Verbesserung der Versorgung bipolarer Patienten.

Dr. Christoph Egger hat wesentliche Beiträge zur Erläuterung der pharmakologischen Therapie und zum klinischen Management von unerwünschten Arzneimittelwirkungen geleistet.

Als besonders professionell und angenehm sei schließlich auch die Zusammenarbeit mit dem UNI-MED Verlag erwähnt, für die ich mich an dieser Stelle herzlich bedanken möchte.

Salzburg, im Oktober 2009 *Moritz Mühlbacher*

Autoren

Herausgeber

Dr. Moritz Mühlbacher
Spezialambulanz für bipolare Erkrankungen
Universitätsklinik für Psychiatrie und Psychotherapie 1
Paracelsus Privatmedizinische Universität
Christian Doppler Klinik
Ignaz Harrerstraße 79
A-5020 Salzburg

Co-Autor

Dr. Christoph Egger
Universitätsklinik für Psychiatrie und Psychotherapie 1
Paracelsus Privatmedizinische Universität
Christian Doppler Klinik
Ignaz Harrerstraße 79
A-5020 Salzburg

Inhaltsverzeichnis

Bipolare Erkrankungen – ein Spektrum

1. Bipolare Erkrankungen – ein Spektrum

Stimmungsschwankungen in den gedrückten, traurig gestimmten oder gehobenen, glücksbetonten Bereich gehören zum gesunden Alltag psychischer Empfindungen. Sie rechtfertigen alleine noch keine psychiatrische Diagnose. In manchen Fällen kann jedoch das Ausmaß und die Dauer der Stimmungsauslenkung die Grenzen des gesunden Erlebens überschreiten und als depressive oder manische Episode krankheitswertig werden. Wenn derartige pathologische Schwankungen der Stimmung im zyklischen Wechsel zwischen depressivem und manischem Bereich auftreten, gilt dies als Leitsymptom für bipolare Erkrankungen.

Die Gruppe der bipolaren Erkrankungen umfasst ein breites, heterogenes Spektrum verschiedener psychiatrischer Diagnosen. In ihrem Zentrum steht die klassische manisch-depressive Störung (Bipolar Typ I) mit einem zyklischen Wechsel von abgrenzbaren depressiven und manischen Episoden sowie einem dazwischenliegenden, scheinbar fast symptomfreien Intervall. Sie gehört mit einer Lebenszeitprävalenz von etwa 1 % zu den häufigen psychiatrischen Erkrankungen. Neben dieser typischen Verlaufsform wurde in den letzten Jahren jedoch eine Bandbreite von noch häufigeren psychischen Erkrankungen identifiziert, die ebenso einer periodischen Änderung der Stimmung unterliegen, aber in Ausprägung und Art der Symptome abweichen. Diese Gruppe von Erkrankungen wird als "bipolares Spektrum" bezeichnet und bietet eine Reihe von wichtigen klinischen und ätiologischen Übereinstimmungen mit der klassischen Verlaufsform. In Hinblick auf Verlauf, Prognose und Therapie bestehen jedoch Unterschiede. Das verbindende Element ist in allen Fällen das zyklische Auftreten der klinischen Symptomatik mit einer krankheitswertigen Auslenkung der Befindlichkeit nicht nur in den negativ getönten, depressiven Skalenbereich sondern auch in Richtung einer manisch-gehobenen Stimmung.

Patienten mit bipolaren Erkrankungen weisen jenseits von Stimmungsschwankungen eine Reihe von weiteren klinisch relevanten Charakteristika auf. So findet man regelmäßig pathologische Veränderungen anderer psychischer Funktionen, insbesondere von Antrieb und kognitiven Fähigkeiten. In nicht wenigen Fällen zeigt sich auch eine teilweise Überlappung des akuten klinischen Erscheinungsbilds mit Symptomen von schizophrenen Psychosen, des Aufmerksamkeitsdefizit-Hyperaktivitätssyndroms, von unipolar rezidivierenden depressiven Erkrankungen und von emotional instabilen Persönlichkeitsstörungen. Einer eindeutigen Erstmanifestation können überdies unspezifische und wechselhafte Prodromalsymptome vorangehen. Häufig treten psychiatrische Komorbiditäten auf. Insbesondere Angst- und Zwangserkrankungen sowie Suchterkrankungen können streckenweise das klinische Bild beherrschen und die bipolare Symptomatik in den Hintergrund treten lassen. Die oft schwierig einzuschätzende Vielfalt möglicher klinischer Symptome verhindert in manchen Fällen eine exakte und zeitstabile Diagnose. Eine vorrübergehende, falsche Zuordnung bipolarer Erkrankungen in andere psychiatrische Diagnosegruppen ist aufgrund der verwechselbar ähnlichen Akutsymptomatik bei zu kurzem Beobachtungszeitraum eine häufige Realität. Als Ursache für die Überschneidung der klinischen Symptome mit denen von anderen psychiatrischen Erkrankungen werden heute partiell gemeinsame ätiopathogenetische Faktoren postuliert. Zumindest im Ansatz wird diese Hypothese auch durch Ergebnisse von vergleichenden Untersuchungen bestätigt. Auf dem Boden einer zum Teil überlappenden, zum Teil abweichenden genetischen Grundlage ergibt sich durch das Einwirken unterschiedlicher modulierender Umwelteinflüsse das klinische Bild einer Gruppe von Erkrankungen, deren Verlauf unterschiedlich sein kann und streckenweise dem anderer psychischer Erkrankungen ähnelt. Die klassische Verlaufsform bipolarer Erkrankungen stellt eine weitgehend abgrenzbare und gut definierte Erkrankung dar, während an den Enden des Spektrums Übergänge zu anderen psychiatrischen Erkrankungen vorkommen können oder eine eindeutige Zuordnung manchmal schwer fällt. Das verbindende Element der Zyklizität einer unterschiedlich stark ausgeprägten, unterschiedlich schnell oszillierenden pathologischen Stimmungsauslenkung in Richtung des depressiven und manischen Bereichs prägt jedoch das bipolare Spektrum und rechtfertigt aus heutiger Sicht die Einordnung in eine gemeinsame, wenn auch heterogene Gruppe.

Das gemeinsame Leitsymptom der bipolaren Erkrankungen ist die ***zyklisch*** abwechselnde Auslenkung der Stimmung in Richtung des depressiven ***und*** manischen Skalenbereichs. Zusätzlich sind in der Regel zahlreiche andere psychische und kognitive Funktionen beeinträchtigt.

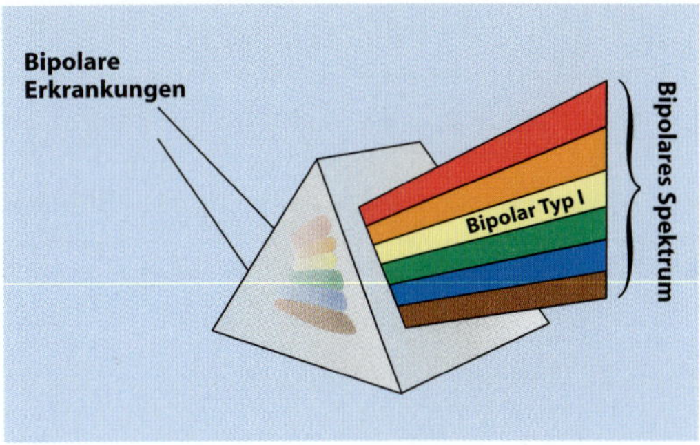

Abb. 1.1: Das bipolare Spektrum. Im Zentrum steht die "klassische" Bipolar-Typ I-Erkrankung. Neben ihr existieren eine Reihe anderer Erkrankungen und Verlaufstypen, die dem bipolaren Spektrum zugeordnet werden.

Klassifikation und Verlaufsformen

2. Klassifikation und Verlaufsformen

2.1. Internationale Klassifikationen: ICD-10 und DSM-IV

Es gibt keine einheitliche Klassifikation des gesamten Bipolar-Spektrums in den verschiedenen nationalen und internationalen Klassifikationssystemen. Die in Europa für klinische Zwecke meist verwendete Internationale Klassifikation der Krankheiten (ICD-10) der WHO kennt in ihrer ursprünglichen Form nur eine einzige Bipolar-Erkrankung, während abweichende Verlaufstypen in der Sammelkategorie "sonstiger" bipolarer Störungen subsumiert werden. Die "klassische" Verlaufsform (Bipolar Typ I) wird in fast allen Klassifikationen ähnlich beschrieben. Das amerikanische DSM-IV *(Diagnostic and Statistic Manual of Mental Disorders)* kennt eine weitere distinkte Kategorie "Bipolar Typ II" (siehe unten), die auch in der klinischen Forschung weitgehend akzeptiert und berücksichtig ist. Verschiedene von Experten erstellte Schemata erwähnen darüber hinaus noch weitere Verlaufstypen, die in den herkömmlichen Systemen nicht gesondert klassifiziert werden. Es ist eine offene Frage, wie weit diese verschiedenen Bipolar-Spektrum-Erkrankungen in die neu überarbeiteten Versionen des zukünftigen ICD-11 und DSM-V Eingang finden werden. Im Folgenden soll keine erschöpfende Darstellung der Vielzahl an möglichen Klassifikationen und Verlaufstypen gegeben werden, sondern die klinisch relevanten Formen überblicksmäßig dargestellt werden.

2.2. Bipolare Erkrankung Typ I

Typ I entspricht der "klassischen" Verlaufsform, bei der sich in der Regel klar abgrenzbare depressive Phasen mit klar abgrenzbaren manischen oder gemischten Phasen und einem scheinbar fast symptomfreien, euthymen Intervall abwechseln. Die klinische Symptomatik ist meist charakteristisch und die Diagnose unschwer zu stellen sobald die erste manische Phase auftritt und erkannt wird. Davor werden Typ I-Erkrankungen jedoch oft mit rezidivierenden unipolaren Depressionen verwechselt. Nach ICD-10 kann die Diagnose "Bipolar" gestellt werden, wenn mindestens eine manische Episode und in Summe mindestens zwei affektive Episoden (depressiv, hypomanisch oder manisch) aufgetreten sind. Nach den Kriterien des DSM-IV genügt jedoch schon eine manische oder hypomanische Episode. Auch die seltenen unipolar rezidivierenden Manien werden in diese Kategorie eingeordnet.

Die diagnostischen Kriterien bipolar-depressiver Episoden unterscheiden sich nicht von jenen der unipolaren Depression. Für die diagnostischen ICD-10-Kriterien der Manie ☞ Tab. 2.1.

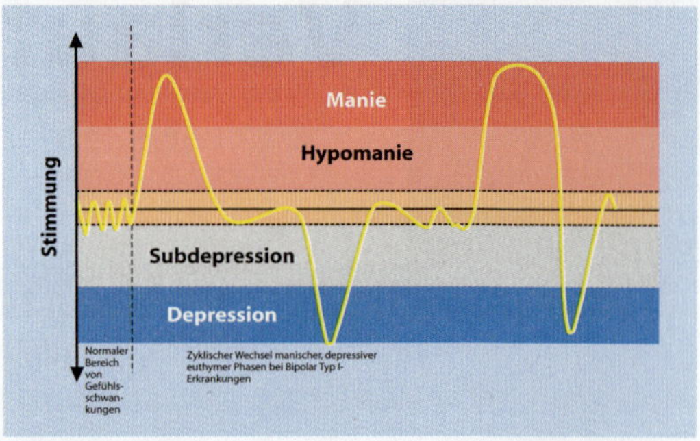

Abb. 2.1: Bipolare Erkrankungen Typ I. Zyklischer Wechsel der Stimmung im Rahmen bipolarer Erkrankungen mit voll ausgeprägten manischen und depressiven Episoden.

2.3. Bipolare Erkrankung Typ II

Bipolare Typ II-Erkrankungen zeigen einen vergleichbar zyklischen Verlauf wie Typ I-Störungen. Der Schwerpunkt liegt jedoch auf sehr häufigen, oft schwer depressiven Phasen, während voll ausgeprägte manische Episoden niemals auftreten. Die Bipolarität manifestiert sich hier ausschließlich in Phasen der Hypomanie mit geringergradig ausgeprägter Symptomatik und ohne starke Beeinträchtigung beruflicher und sozialer Funktionen. Die hypomanischen Episoden werden aus diesem Grund meist von den Betroffenen selbst nicht als krankheitswertig erkannt und sind retrospektiv schwer zu erheben. Eine Fremdanamnese mit Familie und Angehörigen ist daher für die Diagnose oft entscheidend. Auf keinen Fall sind Typ II-Störungen als harmlosere Variante von Typ I-Erkrankungen zu betrachten. Vielmehr zeigen epidemiologische Untersuchungen eine vergleichsweise noch höhere Belastung durch

Hypomanie
A. Stimmung über mindestens 4 Tage gehoben oder gereizt
B. Mindestens 3 der folgenden Merkmale
- mit abnormen Ausmaß für den Betroffenen
- mit Beeinflussung der Lebensführung
a. gesteigerte Aktivität oder motorische Ruhelosigkeit
b. gesteigerte Gesprächigkeit
c. Konzentrationsschwierigkeiten oder Ablenkbarkeit
d. vermindertes Schlafbedürfnis
e. gesteigerte Libido
f. übertriebene Einkäufe oder anderes leichtsinniges, verantwortungsloses Verhalten
g. gesteigerte Geselligkeit oder übertriebene Vertraulichkeit
C. Ausschlusskriterien: volle manische/depressive Episode, Anorexie, Zyklothymie, Episode nicht durch psychotrope Substanzen oder organische Störung zu erklären
Manie
A. Stimmung für mind. eine Woche gehoben, expansiv oder gereizt (bei nötiger Krankenhauseinweisung Zeitkriterium nicht nötig)
B. Mindestens 3 der folgenden Symptome (mindestens 4 bei nur gereizter Stimmung)
- mit schwerer Störung der alltäglichen Lebensführung
a. gesteigerte Aktivität oder motorische Ruhelosigkeit
b. gesteigerte Gesprächigkeit
c. Ideenflucht, subjektives Gefühl von Gedankenrasen
d. Verlust sozialer Hemmungen, unangemessenes Verhalten
e. vermindertes Schlafbedürfnis
f. überhöhte Selbsteinschätzung, Größenwahn
g. Ablenkbarkeit, andauernder Wechsel von Aktivitäten und Plänen
h. tollkühnes, rücksichtloses Verhalten, kein Risikobewusstsein
i. gesteigerte Libido oder sexuelle Tätigkeit
- Manie mit psychotischen Symptomen: zusätzlich Halluzinationen oder Wahnideen
C. Ausschlusskriterien: Episode nicht durch psychotrope Substanzen oder organische Störung zu erklären

Tab. 2.1: Diagnostische Kriterien von Manie und Hypomanie nach ICD-10.

- hochfrequente depressive Phasen mit insgesamt langer Dauer und einer Häufung atypischer Depressionssymptome (☞ Kap. 6.2.)
- hohe Komorbidität (insbesondere Angst-, Zwang- und Panikerkrankungen)
- ein hohes Suizidrisiko

Aus heutiger Sicht stellen Typ II-Erkrankungen wahrscheinlich eine eigene, abgegrenzte Kategorie dar, die sogar noch öfter vorkommt als der "klassische" Typ und in vielen Fällen einen schweren Verlauf nimmt. Ein Übergang einer Typ II- zu Typ I-Erkrankung gilt als unwahrscheinlich (Syndromstabilität).

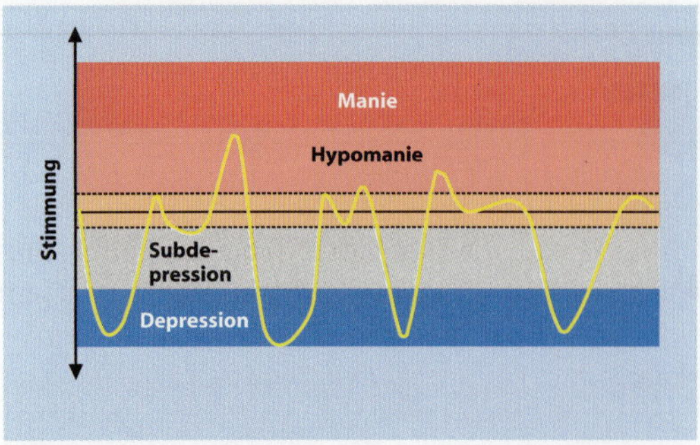

Abb. 2.2: Bipolare Erkrankungen Typ II. Zyklischer Wechsel von depressiven mit hypomanischen Phasen.

2.4. Klassifikationen jenseits von Bipolar II

Von verschiedenen Expertengruppen wurden weitergehende, unterschiedliche Klassifikationsschemata mit zahlreichen anderen Verlaufstypen erstellt (Akiskal und Pinto, 1999; Klerman, 1981; ☞ Tab. 2.2).

Die gemeinsame Grundlage besteht in der Hypothese, dass viele scheinbar unipolare Depressionen eigentlich "bipolare Qualitäten" besitzen. Die zugrundeliegende "Bipolarität" könnte durch andere Faktoren überdeckt werden oder sich nur unter bestimmten Bedingungen klinisch manifestieren. Trotzdem würden bei diesen "versteckten" bipolaren Erkrankungen ähnliche Probleme bestehen wie bei anderen bipolaren Erkrankungen und vor allem auch ähnliche medikamentöse und nichtmedikamentöse Therapiekonzepte erfolgversprechend sein. Ohne auf die einzelnen Subtypen in ihrer Vielfalt im Detail einzugehen, sollen hier einige relevante Formen vorgestellt werden.

Depressionen bei bipolarer Familienanamnese

Dass sich hinter einer scheinbar rein unipolar rezidivierenden Depression bei Patienten mit bipolaren Blutsverwandten in vielen Fällen die gleiche bipolare Erkrankung versteckt und die Erstmanifestation von manischen oder hypomanischen Episoden nur eine Frage der Zeit sein könnte, erscheint schon intuitiv als wahrscheinlich. Epidemiologisch-genetische Untersuchungen unterstreichen das hohe genetische Risiko. Weder ICD-10 noch DSM-IV erlauben jedoch eine Kodierung der genetischen Belastung. Einige moderne Therapierichtlinien sehen aber die Möglichkeit des Beginns einer bipolar-spezifischen Phasenprophylaxe bereits in dieser frühen "Verdachtsphase" vor.

"Soft- Spektrum"

Eine offene Frage stellt die Beziehung von Typ II-Störungen zu unipolar rezidivierenden Depressionen dar, weil auch bei letzteren manchmal in der Remissionsphase "hypomane Nachschwankungen" beobachtet werden können, die jedoch nicht die vollen Kriterien einer hypomanen Episode erfüllen. Die diagnostische Mindestdauer für eine hypomane Episode wurde willkürlich mit 4 Tagen festgelegt, überdies muss eine gewisse Beeinflussung der normalen Lebensführung vorliegen. Würden jedoch auch kürzere und geringergradig ausgeprägte Hypomanien berücksichtigt, so müss-

	Nach Akiskal und Pinto	Nach Klerman
Bipolar I	Depression plus Manie	
Bipolar I ½	Depression plus protrahierte Hypomanie	
Bipolar II	Depression plus Hypomanie	
Bipolar II ½	Depression plus Zyklothymie	
Bipolar III	Depression plus Antidepressiva-induzierte Hypomanie	
Bipolar III ½	Bipolarität maskiert oder demaskiert durch Abusus von Drogen	
Bipolar IV	Depression plus hyperthymes Temperament	Depression plus Zyklothymie
Bipolar V		Depression bei bipolarer Familienanamnese
Bipolar VI	Späte Manifestation mit dementieller Entwicklung	

Tab. 2.2: Klassifikationsschemen jenseits von Bipolar II. Modifiziert nach (Klerman, 1981; Akiskal und Pinto, 1999).

te ein beträchtlicher Teil unipolarer Depressionen als bipolar reklassifiziert werden. Für diese Gruppe wird oft der Ausdruck Bipolar "*Soft*-Spektrum" verwendet. Ihre Abgrenzung von völlig reinen, unipolar rezidivierenden Depressionen ohne irgendwelche Neigung zu hypomanen Stimmungsauslenkungen scheint klinische Relevanz für Verlauf, Komorbidität und Therapie zu haben. Die möglichen Überschneidungen unipolarer und bipolarer Erkrankungen werden im Kap. 6.2. diskutiert

Depressionen mit anderen subsyndromalen Anzeichen von "Bipolarität"

Neben den Verlaufstypen mit kürzeren, geringergradigen Manien werden auch rezidivierende depressive Erkrankungen mit zugrundeliegendem hyperthymen Temperament oder Zyklothymie oft dem bipolaren Spektrum zugerechnet.

Durch Antidepressiva ausgelöste Phasen

Treten im Rahmen einer unipolar rezidivierenden Depression manische oder hypomanische Phasen ausschließlich bei Gebrauch antidepressiver Medikation auf, ist eine Reklassifizierung als bipolare Erkrankung nach den heute gültigen Kriterien nicht vorgesehen. Die meisten Experten werten dies jedoch als klaren Hinweis auf eine zugrundeliegende Bipolarität und empfehlen eine entsprechende Therapie mit Stimmungsstabilisierern.

Durch Drogen ausgelöste oder maskierte Bipolarität

Der Gebrauch von Suchtmitteln kann in manchen Fällen die klinische Symptomatik beherrschen und die Manifestation bipolarer Qualitäten unterdrücken und "maskieren". Beispielsweise könnten Hypomanien durch starken Alkoholabusus verhindert oder zumindest klinisch überdeckt werden. Umgekehrt könnten andere Drogen wie Kokain oder Stimulantien bei entsprechender "bipolarer Vulnerabilität" manische oder hypomanische Phasen auslösen, die über die normale, zu erwartende Drogenreaktion hinausgehen und ohne äußeren Stimulus nicht aufgetreten wären. Auch derartige Verlaufsformen werden im klinischen Alltag nicht selten beobachtet und oft dem bipolaren Spektrum zugeordnet.

Späte Manifestation mit dementieller Entwicklung

Die zum Teil starke Überlappung der klinischen Symptome spätmanifester bipolarer Erkrankungen und Demenzen vom Alzheimer-Typ lassen unter Umständen an gemeinsame ätiopathogenetische Faktoren denken. Das Konzept ist vor allem in Hinblick auf mögliche neurodegenerative Mechanismen bei bipolaren Erkrankungen interessant (☞ Kap. 4.2.4.), bedarf jedoch noch eingehender wissenschaftlicher Evaluierung.

2.5. Zyklothymie

Zyklothyme Erkrankungen sind durch den jahrelang anhaltenden Wechsel von hypomanischen und subdepressiven Phasen gekennzeichnet, welche nicht die volle Ausprägung einer manischen oder depressiven Episode erreichen. Besonders bei häufigem und raschem Stimmungswechsel kann ein Zustandsbild entstehen, das unter Umständen schwer von emotional instabilen Persönlichkeitsstörungen zu unterscheiden ist. Die Zyklothymie wird im ICD-10 im Kapitel 34 als "anhaltende affektive Störung" kodifiziert, jedoch wissenschaftlich meist dem Spektrum bipolarer Erkrankungen zugeordnet. In älteren Klassifikationen wurde sie oft zu den "Persönlichkeitsstörungen" gezählt. Sie kommt häufig bei Verwandten von Patienten mit bipolarer Erkrankung vor und einige Patienten mit Zyklothymie können schließlich selbst nach Jahren eine bipolare Störung entwickeln. Aus heutiger Sicht handelt es sich eher um eine abgeschwächte Variante klassischer bipolarer Erkrankungen, die durch günstige genetische, epigenetische und Umweltfaktoren oft einen benigneren Verlauf nimmt.

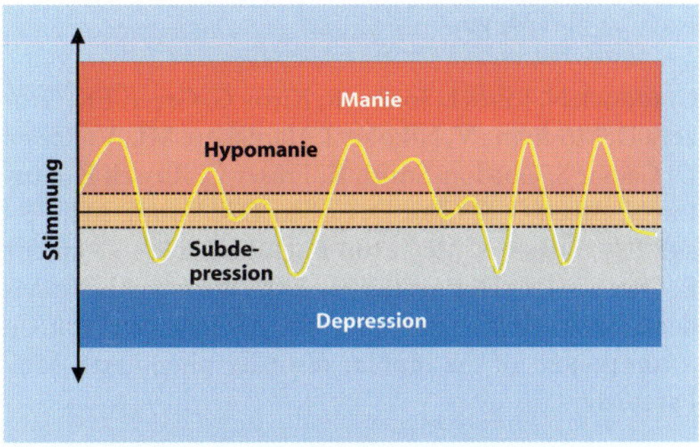

Abb. 2.3: Zyklothymie. Zyklischer Wechsel von hypomanischen, euthymen und subdepressiven Phasen.

2.6. "Schizoaffektive Psychosen"

Die Diagnose schizoaffektiver Erkrankungen existiert sowohl in der ICD-10- als auch in der DSM-IV-Klassifikation und beschreibt Syndrome, die durch Zyklizität und ein gleichzeitiges oder im schnellen Wechsel auftretendes Muster sowohl affektiver als auch schizophrener Symptome gekennzeichnet sind. Allerdings gibt es keine wirkliche Übereinstimmung der beiden Klassifikationen und teilweise sogar widersprüchliche diagnostische Kriterien. Überdies fällt eine klare Abgrenzung von affektiven Episoden mit psychotischen Symptomen im Einzelfall schwer. Des Weiteren können selbstverständlich auch bei Patienten mit schizophrener Grunderkrankung zusätzlich affektive Episoden auftreten, die nicht zu einer Änderung der Diagnose Anlass geben müssen. In Summe bleibt unklar, ob schizoaffektive Erkrankungen tatsächlich eine eigenständige Kategorie darstellen. Die Tatsache, dass sie im klinischen Alltag dennoch diagnostiziert werden, spiegelt jedoch die nicht so seltene Überlappung der Symptome bipolarer Erkrankungen mit denen schizophrener Psychosen wider. Einige neue genetische Befunde sprechen jedoch auch für eine mögliche gemeinsame hereditäre Grundlage schizoaffektiver Psychosen, der insbesondere Veränderungen des GABA-ergen Systems zugrunde liegen könnten (Craddock, 2008). Die eventuellen Zusammenhänge zwischen beiden Kategorien werden im Kap. 6.1. besprochen.

2.7. Literatur

Akiskal HS, Pinto O, 1999. The evolving bipolar spectrum. Prototypes I, II, III, and IV. Psychiatr. Clin. North Am. 22: 517-34, vii.

Craddock N, Jones L, Jones IR, Kirov G, Green EK, Grozeva D, Moskvina V, Nikolov I, Hamshere ML, Vukcevic D, Caesar S, Gordon-Smith K, Fraser C, Russell E, Norton N, Breen G, St Clair D, Collier DA, Young AH, Ferrier IN, Farmer A, McGuffin P, Holmans PA, Donnelly P, Owen MJ, O'Donovan MC, 2008. Strong genetic evidence for a selective influence of GABA(A) receptors on a component of the bipolar disorder phenotype. Mol. Psychiatry.

Klerman GL, 1981. The spectrum of mania. Compr. Psychiatry 22: 11-20.

Epidemiologie

3. Epidemiologie

3.1. Bipolar Typ I

Bipolare Erkrankungen sind häufig. In den letzten vier Jahrzehnten wurden große epidemiologische Studien durchgeführt, die zumindest für die Kerngruppe bipolarer Erkrankungen – Typ I mit voll ausgeprägten Manien und Depressionen – ein relativ klares Bild zeichnen. So wurde in unterschiedlichen Regionen der Welt eine Lebenszeitprävalenz von durchschnittlich etwa 1 % gefunden (☞ Tab. 3.1). Im Unterschied zu unipolaren Depressionen sind Männer und Frauen gleich häufig betroffen. Es scheint keine großen ethnischen Unterschiede zu geben, mit der eventuellen Ausnahme einer etwas niedrigeren Rate in verschiedenen asiatischen Ländern.

3.2. Bipolar Typ II

Die Erfassung der Prävalenz von Bipolar-Typ II-Erkrankungen bringt erhebliche methodische Schwierigkeiten mit sich. Einerseits wurde in früheren Untersuchungen oft keine klare Unterteilung der Verlaufstypen vorgenommen. Andererseits fällt die retrospektive Erfassung hypomanischer Episoden schwer, wodurch viele Fälle undiagnostiziert bleiben und falsch den unipolar rezidivierenden depressiven Erkrankungen zugerechnet werden. Jene Untersuchungen, die explizit auf Typ II-Erkrankungen fokussieren, zeigen eine mindestens ebenso hohe Prävalenz wie für Typ I (☞ Tab. 3.2). Ausgehend von einer hohen Dunkelziffer wird heute angenommen, dass Bipolar-Typ II-Erkrankungen sogar die häufigere Verlaufsform darstellen und eine Lebenszeitprävalenz von 1-3 % aufweisen könnten.

3.3. Bipolares Spektrum und subsyndromale Verlaufsformen

Wenn alle Verlaufsformen aus dem Spektrum bipolarer Erkrankungen in die Berechnung mit einbezogen werden, steigt die Lebenszeitprävalenz stark an und erreicht erhebliche Größenordnungen. Allerdings erhöht sich gleichzeitig die diagnostische Unschärfe und mangelhafte Abgrenzbarkeit von anderen psychiatrischen Erkrankungen, da Übergänge zum Teil fließend sein können und von den jeweils verwendeten, unterschiedlichen diagnostischen Kriterien abhängen. Für die Zyklothymie wird eine Lebenszeitprävalenz von etwa 1 % angenommen (Bauer, 2006). Schizoaffektive Psychosen stellen eine diagnostisch stark umstrittene Kategorie dar, die manchmal ebenfalls dem bipolaren Spektrum zugerechnet wird. Es wird geschätzt, dass etwa 15-20 % aller Psychosen aus dem schizophrenen Formenkreis die ICD-10- oder DSM-IV-Kriterien für eine schizoaffektive Erkrankung erfüllen (Marneros, 1991). Bei einer Lebenszeitprävalenz von etwa 1 % für schizophrene Psychosen würden somit weitere 0,15-0,2 % dem bipolaren Spektrum zugerechnet.

Studie	Autor	Region	Lebenszeitprävalenz (%)
Epidemiological Catchment Area Study	Regier, 1984	USA	0,8
National Comorbidity Survey National Comorbidity Survey Replication	Kessler, 1994 Kessler, 2005a	USA	1,7 1,0
Cross National Collaborative Group	Orn, 1988 Canino, 1987 Wittchen, 1992 Hwu, 1989 Lee, 1990 Wells, 1989	Kanada Puerto Rico Deutschland Taiwan Korea Neuseeland	0,6 0,6 0,5 0,3 0,4 1,5
Netherlands Mental Health Survey	Bijl, 2002	Niederlande	2,0
Zürcher Kohorten Studie	Angst, 1995	Schweiz	4,4
Hungary Mental Health Survey	Szadoczky, 1998	Ungarn	1,5

Tab. 3.1: Lebenszeitprävalenz von Bipolar-Typ I-Erkrankungen.

Studie	Autor	Region	Lebenszeit-prävalenz (%)
Epidemiological Catchment Area Study	Regier, 1984	USA	0,5
National Comorbidity Survey Replication	Kessler, 2005b	USA	1,1
	Vernon und Roberts, 1982	USA	1,4-3,3
Hungary Mental Health Survey	Szadoczky, 1998	Ungarn	2,0
Mainzer Studie	Heun und Maier, 1993	Deutschland	0,5

Tab. 3.2: Lebenszeitprävalenz von Bipolar-Typ II-Erkrankungen (Auswahl).

Die möglicherweise größte Unsicherheit besteht jedoch in der Klassifikation rezidivierend depressiver Erkrankungen. Es gibt deutliche – und vor allem tatsächlich konsequenzreiche – Hinweise dafür, dass ein beträchtlicher Anteil an vermeintlich unipolar rezidivierenden Depressionen mit Hinblick auf ihren Verlauf, ihre Komplikationen und ihr Therapieansprechen dem bipolaren Spektrum angehören. Die bisher angewandten diagnostischen Kriterien und Therapierichtlinien bringen dieser relativ neuen Erkenntnis bisher jedoch kaum Beachtung entgegen. Die konstitutionelle Anlage zur Stimmungsauslenkung nicht nur in den depressiven, sondern auch in den manischen oder zumindest hypomanischen Bereich scheint die wichtigste diskriminierende Komponente zu sein.

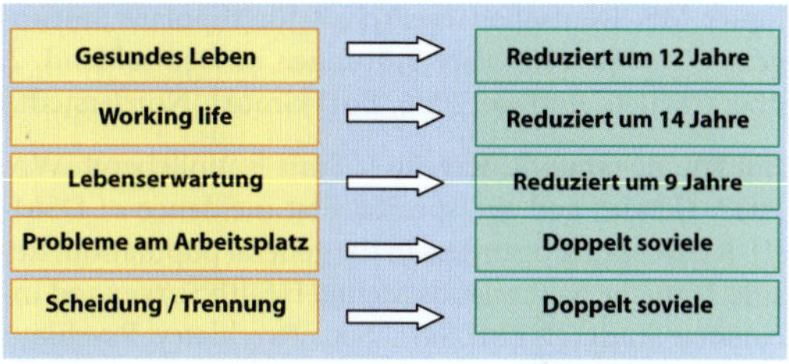

Abb. 3.1: Beeinträchtigung von Lebenserwartung und Lebensqualität bei bipolaren Erkrankungen. Modifiziert nach Coryell (1993) und Montgomery & Cassano (1996).

Gleichzeitig ist das soziale Stigma, an einer bipolaren Erkrankung zu leiden, immer noch hoch. Viele Betroffene fühlen sich unverstanden und diskriminiert. Sie verschweigen die Erkrankung daher häufig und geraten nicht selten in Isolation.

3.4. Last und Kosten

Selbst wenn nur die Kerngruppe bipolarer Erkrankungen berücksichtigt wird, stellt diese ein enormes gesundheits- und gesellschaftspolitisches Problem dar. Die WHO erwähnt bipolare Störungen in der engeren Definition unter den Top-10-Erkrankungen, welche eine Einschränkung an Produktivität und einen Verlust an ohne Behinderung gelebten Lebensjahren weltweit ausmachen (Murray und Lopez, 1996). Wenn allerdings auf dem Boden heutiger Erkenntnisse von einem breit gefächerten bipolaren Spektrum ausgegangen wird, das Teile der "falsch" diagnostizierten unipolar-rezidivierenden Depression umfasst, gehören bipolar affektive Erkrankungen möglicherweise mit zu den weltweiten Hauptverursachern von Produktivitätsverlust und verminderter Lebensqualität. Wie hoch die individuelle Last für Betroffene ist, zeigen Untersuchungen zu Lebenserwartung und Lebensqualität.

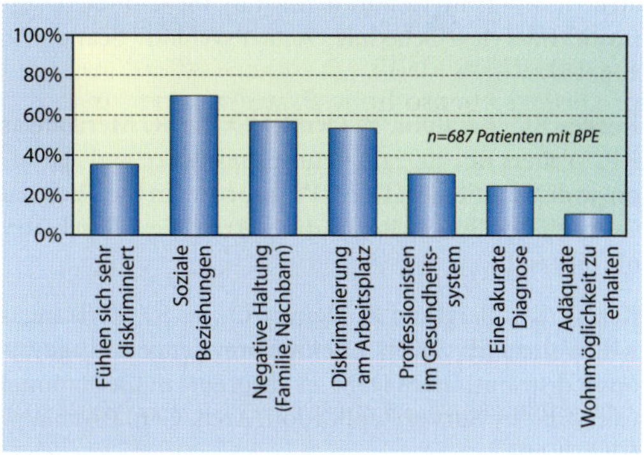

Abb. 3.2: Bipolare Erkrankungen (BPE) sind mit sozialem Stigma assoziiert. Antworten auf Umfrage der *World Federation for Mental Health* (2005), in welchem Ausmaß und in welchen Bereichen sich bipolare Patienten diskriminiert fühlen.

Viele vermeintlich unipolar-depressive und einige "Schizophrenie-artige" Erkrankungen gehören möglicherweise dem bipolaren Spektrum an. Bipolare Spektrum-Erkrankungen sind sehr häufig und haben einen enormen sozioökonomischen *Impact.*

3.5. Literatur

Angst J, 1995. [Epidemiology of the bipolar spectrum]. Encephale 21 Spec No 6: 37-42.

Bauer MS, Deutsche Gesellschaft für Bipolare Störungen. Weissbuch Bipolare Störungen in Deutschland. 2. überarbeitete Auflage. 2006. BoD GmbH, Norderstedt.

Bijl RV, de Graaf R, Ravelli A, Smit F, Vollebergh WA, 2002. Gender and age-specific first incidence of DSM-III-R psychiatric disorders in the general population. Results from the Netherlands Mental Health Survey and Incidence Study (NEMESIS). Soc. Psychiatry Psychiatr. Epidemiol. 37: 372-379.

Canino GJ, Bird HR, Shrout PE, Rubio-Stipec M, Bravo M, Martinez R, Sesman M, Guevara LM, 1987. The prevalence of specific psychiatric disorders in Puerto Rico. Arch. Gen. Psychiatry 44: 727-735.

Heun R, Maier W, 1993. The distinction of bipolar II disorder from bipolar I and recurrent unipolar depression: results of a controlled family study. Acta Psychiatr. Scand. 87: 279-284.

Hwu HG, Yeh EK, Chang LY, 1989. Prevalence of psychiatric disorders in Taiwan defined by the Chinese Diagnostic Interview Schedule. Acta Psychiatr. Scand. 79: 136-147.

Kessler RC, Berglund P, Demler O, Jin R, Merikangas KR, Walters EE, 2005a. Lifetime prevalence and age-of-onset distributions of DSM-IV disorders in the National Comorbidity Survey Replication. Arch. Gen. Psychiatry 62: 593-602.

Kessler RC, Berglund P, Demler O, Jin R, Merikangas KR, Walters EE, 2005b. Lifetime prevalence and age-of-onset distributions of DSM-IV disorders in the National Comorbidity Survey Replication. Arch. Gen. Psychiatry 62: 593-602.

Kessler RC, McGonagle KA, Zhao S, Nelson CB, Hughes M, Eshleman S, Wittchen HU, Kendler KS, 1994. Lifetime and 12-month prevalence of DSM-III-R psychiatric disorders in the United States. Results from the National Comorbidity Survey. Arch. Gen. Psychiatry 51: 8-19.

Lee CK, Kwak YS, Yamamoto J, Rhee H, Kim YS, Han JH, Choi JO, Lee YH, 1990. Psychiatric epidemiology in Korea. Part I: Gender and age differences in Seoul. J. Nerv. Ment. Dis. 178: 242-246.

Marneros A, Deister A, Rohde A, 1991. [Affective, schizoaffective and schizophrenic psychoses. A comparative long-term study]. Monogr Gesamtgeb. Psychiatr. Psychiatry Ser. 65: 1-454.

Montgomery SA und Cassano GB, 1996. Management of Bipolar Disorder. Information Health Care: 5ff.

Murray CJ, Lopez AD, 1996. Evidence-based health policy—lessons from the Global Burden of Disease Study. Science 274: 740-743.

Orn H, Newman SC, Bland RC, 1988. Design and field methods of the Edmonton survey of psychiatric disorders. Acta Psychiatr. Scand. Suppl 338: 17-23.

Regier DA, Myers JK, Kramer M, Robins LN, Blazer DG, Hough RL, Eaton WW, Locke BZ, 1984. The NIMH Epidemiologic Catchment Area program. Historical context, major objectives, and study population characteristics. Arch. Gen. Psychiatry 41: 934-941.

Szadoczky E, Papp Z, Vitrai J, Rihmer Z, Furedi J, 1998. The prevalence of major depressive and bipolar disorders in Hungary. Results from a national epidemiologic survey. J. Affect. Disord. 50: 153-162.

Vernon SW, Roberts RE, 1982. Use of the SADS-RDC in a tri-ethnic community survey. Arch. Gen. Psychiatry 39: 47-52.

Wells JE, Bushnell JA, Hornblow AR, Joyce PR, Oakley-Browne MA, 1989. Christchurch Psychiatric Epidemiology Study, Part I: Methodology and lifetime prevalence for specific psychiatric disorders. Aust. N. Z. J. Psychiatry 23: 315-326.

Wittchen HU, Essau CA, von Zerssen D, Krieg JC, Zaudig M, 1992. Lifetime and six-month prevalence of mental disorders in the Munich Follow-Up Study. Eur. Arch. Psychiatry Clin. Neurosci. 241: 247-258.

Pathophysiologie

4. Pathophysiologie

4.1. Genetik

Die genetische Prädisposition als ausschlaggebender Risikofaktor zur Entwicklung bipolarer Erkrankungen ist durch die Ergebnisse zahlreicher Zwillings-, Adoptions- und Familienstudien zweifelsfrei belegt. Die spezielle Problematik bei der Identifizierung von möglichen Kandidatengenen ist aus heutiger Sicht vor allem durch den Umstand bedingt, dass es sich bei bipolaren Erkrankungen nicht etwa um eine einzelne Krankheitsentität sondern vielmehr um eine Gruppe verschiedener Erkrankungen mit nur partiell überlappender klinischer Symptomatik handelt, die überdies nicht immer restlos klar von anderen psychiatrischen Störungen abgegrenzt ist. So scheint es einerseits starke klinische und pathophysiologische Überschneidungen mit höherfrequent rezidivierenden unipolaren Depressionen zu geben, andererseits jedoch auch Verlaufsformen, die in Klinik und Ätiologie eher Psychosen aus dem schizophrenen Formenkreis nahe zu stehen scheinen. Der Schwerpunkt der genetischen Forschung hat sich daher nach der bereits erfolgten Identifizierung allgemeiner Kandidatengene in Richtung einer genaueren Identifikation der genetischen Faktoren für spezielle Verlaufsformen, familiäre Subtypen oder einzelne charakteristische Symptome verlagert. In den letzten Jahren kam es zu einer explosionsartigen Vermehrung der Einzelbefunde aus genetischen Untersuchungen, die jedoch in der Zusammenschau sehr schwierig zu interpretieren sind und noch kein einheitliches Bild ergeben.

4.1.1. Genetisches Risiko

Die Wahrscheinlichkeit zur Entwicklung einer bipolaren Erkrankung steigt mit dem Verwandtschaftsgrad und der Anzahl von betroffenen Verwandten.

Das Risiko liegt für monozygote Zwillinge bei 40-70 %, bei dizygoten Zwillingen und Verwandten 1. Grades bei mindestens 5-10 %. Kinder eines erkrankten Elternteils tragen ein Risiko von etwa 25 %, sind beide Elternteile betroffen, steigt es auf bis zu 65 %. Geringer fällt die Wahrscheinlichkeit mit etwa 5 % für Verwandte zweiten Grades aus. Die Heredität ist somit deutlich höher als bei rein unipolar depressiven Verlaufsformen und in etwa vergleichbar jener von schizophrenen Erkrankungen.

	Lebenszeitrisiko
Monozygote Zwillinge	40-70 %
Kinder von zwei erkrankten Eltern	50-65 %
Kinder eines erkrankten Elternteils	~25 %
Dizygote Zwillinge und Verwandte 1. Grades	5-10 %
Verwandte 2. Grades	~5 %
Risikoverstärkende Faktoren	
• Anzahl der Verwandten 1. Grades	
• Frühes Ersterkrankungsalter	
• Paternale Vererbung (?)	

Tab. 4.1: Risiko zur Entwicklung einer bipolaren Erkrankung (modifiziert nach Goodwin und Jamison, 2007).

4.1.2. Kandidatengene

Die Suche nach erblichen Faktoren für bipolare Erkrankungen wurde zunächst mit Hilfe von großangelegten Kopplungsstudien durchgeführt. Inzwischen sind bereits mehr als 70 verschiedene chromosomale Regionen bekannt, für die ein möglicher Zusammenhang mit bipolaren Erkrankungen oder Teilaspekten der psychiatrischen Symptomatik zu bestehen scheint.

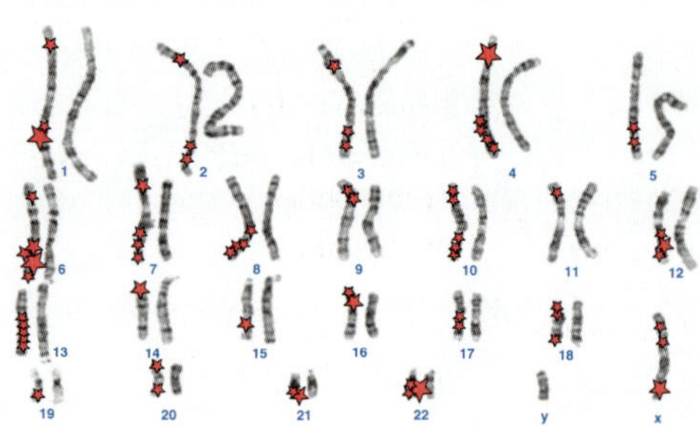

Abb. 4.1: Chromosomale Regionen, die nach Ergebnissen von Kopplungsstudien mit bipolaren Erkrankungen in Zusammenhang zu stehen scheinen. Erstellt nach Escamilla (2008).

Auch in Meta-Analysen konnte die signifikante Wahrscheinlichkeit für zahlreiche chromosomale Regionen bestätigt werden, wobei bisher insbesondere Regionen auf den Chromosomen 4, 5, 6, 12, 13, 18, 21, 22 und X deutliche Kopplung zeigten (Escamilla, 2008). Die neuen, vergleichsweise einfach durchzuführenden und leistbaren Möglichkeiten genomweiter Scans führen jedoch weiterhin zu einem ständigen Zuwachs an neuen Informationen und Wissen. Der Fokus der Suche lag zunächst auf dem monoaminergen System. Heute ist jedoch klar, dass die pathologischen Veränderungen weit über die simplifizierende Theorie von einem "Mangel" oder "Überschuss" von Serotonin, Noradrenalin und Dopamin hinausgehen. Insbesondere gibt es deutliche Hinweise für die Beteiligung anderer Transmittersysteme, neurotropher Faktoren, zirkadianer Regulationsmechismen, zytoskelettärer Bestandteile von Neuronen, der Mitochondrienfunktion, der synaptischen Transmission und von Gliazellen. Einige bisher bekannte Kandidatengene werden in Tab. 4.2 zusammengefasst.

Funktion		Kandidaten-Gen	Autor
Monoaminerges System	Serotoninrezeptoren und -transporter	5HTT (Serotonin-transporter)	Collier, 1996a; Collier, 1996b; Rees, 1997; Kunugi, 1997; Kirov,1999; Bellivier, 2002; Bellivier, 1998
		5HT2A-Rezeptor	Bonnier, 2002; Chee 2001
		5HT2C-Rezeptor	Lerer, 2001
		5HT3A-Rezeptor	Niesler, 2001
		5HT4-Rezeptor	Ohtsuki, 2002
		5HT6-Rezeptor	Vogt, 2000
	Synthese von Katecholaminen	TH (Tyrosin-hydroxylase)	Leboyer, 1990; Meloni, 1995; Perez, 1995
	Abbau von Katecholaminen	COMT	Mynett-Johnson, 1998; Li, 1997
	Abbau von Katecholaminen und Serotonin	MAO-A	Kawada, 1995; Lim, 1995; Rubinsztein, 1996
		MAO-B	Lin, 2000
	Dopaminrezeptoren	DRD2	Perez, 1995; Massat, 2002b
		DRD4	Muglia, 2002
GABAerges System	GABA-Rezeptoren	GABRA1- Rezeptor	Puertollano, 1997
		GABRA3-Rezeptor	Massat, 2002a
		GABRA5-Rezeptor	Papadimitriou, 2001
Neurotrophe Faktoren	Resilienz	BDNF	Sklar, 2002; Neves-Pereira, 2002
Neurogenese	Rolle in der Entwicklung und Differenzierung von Nervenzellen	Neuregulin 1	Thomson, 2007; Goes, 2009; Prata, 2009; Georgieva, 2008
Zytoskelett	Rolle für Zellwachstum, axonalen Transport, Migration	DISC-1	Maeda, 2006; Schosser, 2009
	Verbindung von Zytoskelett und Zellmembran	Ankyrin3	Schulze, 2009
Zirkadiane Regulation ("Uhrwerkgene")	Biorhythmus	PER3 ARNTL TIMELESS	Nievergelt, 2006; Mansour, 2006
Synaptische Funktion	Rolle bei Exocytose-Prozessen	Snap 25	Etain, 2009
Mitochondriale Funktion	Oxidative Phosphorylierung	NDUFV2	Zhang, 2009; Xu, 2008; Washizuka, 2004
	Mitochondriale DNS	5178C/10398A	Kato, 2001

Signal-transduktion	Rolle in der Regulation der HPA-Achse	YWHAH	Grover, 2009
	Zentrale Schnittstelle der Signal-transduktion (☞ Kap. 4.2.4.3.)	GSK3	Benedetti, 2004
	Regulator in der Phosphatidyl-inositol-Signaltransduktion	IMPA-2	Sjoholt, 2004
Glutamaterges System	Glutamatrezeptoren	Glutamatrezeptor Typ 5 (GRIK5)	Gratacos, 2008
	Modulierende Rolle für NMDA-Rezeptoren (u.a.)	DAOA/G72	Prata, 2008; Bass, 2009
Gewebshormone	Rolle bei inflammatorischen Prozessen, Schmerz	Bradykininrezeptor (BDKRB2)	Gratacos, 2008
	Immunantwort, Entzündungs-reaktion	IL-1β	Papiol, 2004
Glukokortikoide	Rezeptoren	Glukokortikoid-rezeptor FKBP5	Willour, 2009
Gentranskription	Rolle für Stressreaktion im endo-plasmatischen Retikulum, Calcium-Ausschüttung (u.a.)	Xbp1	Kakiuchi, 2003

Tab. 4.2: Auswahl von Kandidatengenen, die in klinischen Studien Assoziation mit bipolaren Erkrankungen oder Teilaspekten der Erkrankung zeigten.

4.1.3. "Cocktail-Hypothese"

Für viele Kandidaten-Gene existieren jedoch auch Negativergebnisse aus Assoziationsstudien und nur wenige Befunde konnten in Meta-Analysen mit hoher Signifikanz bestätigt werden. Dies passt gut zur Theorie eines "oligogenetischen" Modells, wo einzelne Genloci nur geringfügig zum Gesamtrisiko beitragen. Unter "Epistase" versteht man den Effekt, dass mehrere Genvarianten jeweils alleine noch keine signifikante klinische Auswirkung haben müssen. Eine solche kann sich aber durch gegenseitige Beeinflussung oder Wirkung auf einer gemeinsamen Endstrecke ergeben. Epigenetische Faktoren können durch Aktivierung oder Deaktivierung der Transkription bestimmter Genregionen ebenfalls Einfluss üben. Beide Mechanismen scheinen in der Entstehung bipolarer Erkrankungen eine Rolle zu spielen. Erst durch den individuellen "Cocktail" an sich gegenseitig beeinflussenden genetischen und nichtgenetischen Risikofaktoren wird die klinische Ausprägung der Erkrankung bestimmt (☞ Abb. 4.2).

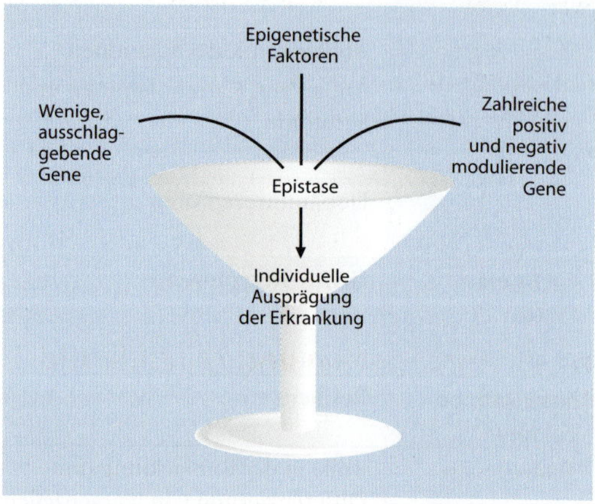

Abb. 4.2: "Cocktail-Hypothese". Die individuelle Ausprägung der Erkrankung entsteht durch einige ausschlaggebende Gene, deren Aktivität durch zahlreiche modulierende Gene und epigenetische Faktoren beeinflusst wird.

4.1.3.1. *"Parent-of-Origin"*-Effekt, mitochondriale Vererbung und *Imprinting*

Zahlreiche Studien zeigen einen Exzess maternaler Vererbung bipolarer Erkrankungen. Gleichzeitig gibt es Hinweise für ein insgesamt erhöhtes Transmissionsrisiko bei paternalem Erbgang (Kornberg, 2000). Eine mögliche Grundlage dafür könnte X-

Chromosomale Vererbung sein, wo im Bereich Xq24-28 zumindest 4 verschiedene mögliche Kandidatengene bekannt sind. Eine Untersuchung an weiblichen monozygoten Zwillingen zeigte überdies deutliche Unterschiede in der Inaktivierung (Methylierungsmuster) von X-Chromosomen zwischen bipolaren Patienten und deren nicht erkrankten Geschwistern (Rosa, 2008). Eine weitere Erklärungsmöglichkeit liegt in der mitochondrialen Vererbung. Es sind mehrere mitochondriale Genvarianten bekannt, die Assoziation mit bipolaren Erkrankungen zeigen (Kato, 2001). Diese Befunde passen auch gut zu neueren Erkenntnissen einer gestörten mitochondrialen Funktion, welche im Kap. 4.2.4. besprochen wird. *"Imprinting"* bezeichnet die geschlechtsabhängige Aktivierung bzw. Inaktivierung einzelner Gene je nach maternaler oder paternaler Herkunft. Bisher sind mehr als 25 menschliche Gene bekannt, die dieser Modifikation unterliegen, darunter auch einige Kandidatengene oder chromosomale Regionen mit Kopplung für bipolare Erkrankungen. So scheinen mehrere Regionen auf dem Chromosom 2 und zwei weitere auf den Chromosomen 1 und 16 (McInnis, 2003) ausschließlich bei maternaler Vererbung eine Rolle zu spielen, während andere Regionen der väterlichen Vererbung zugeordnet werden konnten (Schulze, 2003). Möglicherweise betroffene Gene sind beispielsweise der 5HT-2A-Rezeptor oder der DRD4-Rezeptor (Borglum, 2003; Muglia, 2002).

4.1.4. Antizipation und Trinukleotid-Repeats

Einige Familienstudien aus verschiedenen Ländern und Ethnien zeigten eine Verringerung des Erstmanifestationsalters bipolarer Erkrankungen im Generationsverlauf. Dieses Phänomen ist auch aus neurologischen Erkrankungen wie Chorea Huntington oder der Myotonen Dystrophie bekannt und konnte dort mit der zunehmenden Anzahl an Trinukleotid-Repeats in den entsprechenden Genloci in Verbindung gebracht werden. Bisherige Untersuchungen zu eventuellen Trinukleotid-enthaltenden Kandidatengenen für bipolare Erkrankungen waren negativ, jedoch kann aus heutiger Sicht ein entsprechender Mechanismus auch für bipolare Erkrankungen nicht mit Sicherheit ausgeschlossen werden.

4.1.5. Mögliche genetische Subtypen

In den letzten Jahren fokussierte sich die genetische Forschung vor allem auf eine genauere Spezifizierung von Subtypen oder Einzelsymptomen der bipolaren Erkrankungen. Aus rein genetischer Sicht wird heute auch das bipolare Spektrum als von anderen psychiatrischen Erkrankungen abgegrenzte Entität hinterfragt – vielmehr scheinen sehr komplexe hereditäre und pathophysiologische Beziehungen und Überlappungen mit verschiedenen psychiatrischen und somatischen Erkrankungen zu bestehen, welche auch zu einer Grundsatzdiskussion über die Validität der heute gültigen diagnostischen Kategorien geführt haben. So gibt es Hinweise für genetische Subtypen, die besonders zur Entwicklung psychotischer Symptome oder einer frühen Erstmanifestation neigen. Andere wiederum treten oft gekoppelt mit Erkrankungen wie Angststörungen oder dem Aufmerksamkeitsdefizits-Hyperaktivitäts-Syndrom auf. Auch Bipolar-Typ II-Erkrankungen zeigen familiäre Häufung und sind aus heutiger Sicht wahrscheinlich ein genetisch determinierter Subtyp.

4.2. Neurobiologie

4.2.1. Neurotransmitter

Die ersten modernen biologischen Theorien von Gemütserkrankungen beschrieben Störungen im Gleichgewicht der großen Neurotransmittersysteme als wesentlichen kausalen Faktor. Auch heute bilden diese frühen Theorien einen Grundstein unseres Verständnisses und konnten durch experimentelle Forschungsergebnisse belegt werden. Es zeigte sich jedoch in vielen Fällen ein wesentlich komplexeres Störungsmuster als ein einfacher "Überschuss" oder "Mangel" verschiedener Transmitter. Vielmehr scheinen die Veränderungen oft nur ein Teil eines vielschichtigen Störungsmusters zu sein oder sekundär als Folge einer Dysfunktion höhergeordneter Regulationsysteme zu entstehen.

> Der Überschuss oder Mangel an verschiedenen Neurotransmittern ist ein sehr stark vereinfachendes Konzept für bipolare Erkrankungen. Als erster Schritt im Rahmen der Vermittlung eines biologischen Krankheitsmodells an Betroffene kann dieses Modell jedoch oft erfolgreich und zielführend im Rahmen psychoedukativer Interventionen eingesetzt werden.

Noradrenerges System

Das noradrenerge System scheint nach bisherigen Befunden im Rahmen manischer Episoden aktiviert zu sein, während es bei depressiven Zuständen eher zu einer Unterfunktion kommt. Eine mögliche pathophysiologische Grundlage stellt eine erhöhte Undichtigkeit *("leakiness")* an noradrenergen Synapsen dar, welche zu einer vermehrten Ausschüttung von Noradrenalin führt. Dazu passen Befunde, die bei bipolaren depressiven Patienten, aber auch in der euthymen Phase, einen noch niedrigeren basalen Noradrenalin-Spiegel und eine deutlich erhöhte Orthostasereaktion mit massiver Noradrenalin-Ausschüttung zeigen als bei unipolar Depressiven und gesunden Kontrollen.

Dopaminerges System

Indirekte Hinweise für die Beteiligung des dopaminergen Systems an der Entstehung bipolarer Erkrankungen bestehen durch über dopaminerge Bahnen gesteuerte Funktionen wie motorische Aktivität, Belohnungsreaktionen *("Reward System")* und Motivation. Gerade bipolare Depressionen präsentieren sich klinisch häufig "atypisch" mit stark reduzierter motorischer Aktivität, Amotivation und Anhedonie, was eine dopaminerge Unterfunktion nahe legt, während es in der Manie zu überschießender motorischer Funktion und Symptomen wie bei Aktivierung des Belohnungssystems kommt. Darüberhinaus können zahlreiche Dopaminagonisten wie L-DOPA oder Amphetamine manische oder hypomanische Episoden bei bipolaren Patienten triggern und umgekehrt sind viele dopaminblockierende Medikamente wirksam zur Behandlung einer Manie. Viel spärlicher sind jedoch direkte Hinweise für dopaminerge Fehlfunktionen. So zeigten sich in PET- bzw. SPECT-Studien ein vermindertes D1-Bindungspotential im präfrontalen Cortex und verstärkte D1-mRNA-Expression in einer speziellen Region des Hippocampus bei bipolaren Patienten, erhöhte D2-Bindung im Striatum während psychotischer Phasen und eine erhöhte striatale D2/D3-Rezeptordichte in depressiven Phasen.

Serotoninerges System

Für unipolare Depressionen sind Fehlfunktionen des serotoninergen Systems gut untersucht und belegt. Für bipolare Erkrankungen ist die Datenlage insgesamt spärlicher, weist jedoch auf ähnliche Veränderungen hin. Erniedrigte Spiegel des Serotonin-Abbauprodukts 5-Hydroxyindolessigsäure (5-HIES) im Liquor scheinen insbesondere im Zusammenhang mit Suizidalität, Impulsivität und Aggression zu stehen, und konnten bei bipolaren Patienten nicht nur während depressiver Phasen, sondern in einigen Untersuchungen auch in der Manie nachgewiesen werden, wo andere Studien wiederum erhöhte Spiegel zeigten. Dies steht im Einklang mit der sogenannten "Permissiv-Hypothese", die von einer fehlenden Abfederung mit Entgleisungsmöglichkeit in Richtung Überfunktion oder Unterfunktion ausgeht. Verschiedene Studien zeigen eine auch im Vergleich zu unipolar-depressiven Patienten stärker veränderte Bindung an 5HT1a-Autorezeptoren in den Raphekernen, die zu einer verminderten Serotoninausschüttung und kompensatorischen Up-Regulierung postsynaptischer 5HT1a-Rezeptoren im Vorderhirn führen könnte (Sullivan, 2009). Überdies wurde auch eine veränderte Expression der mRNA für 5HT1b- und 5HT2a-Rezeptoren in mehreren Regionen des ZNS gefunden. Interessanterweise scheinen gerade bipolare Patienten und deren Verwandten 1. Grades empfindlich mit der Entwicklung kognitiver Defizite auf eine Tryptophan-Depletion zu reagieren, die zu einem zentralen Serotonin-Mangel führt. Dabei ist jedoch noch unklar, ob es sich tatsächlich um einen Endophänotyp für bipolare Erkrankungen handelt.

Cholinerges System

Eine bereits ältere Hypothese geht davon aus, dass bei bipolaren Erkrankungen die Balance zwischen cholinerger und adrenerger Transmission gestört ist. So soll während depressiver Phasen ein cholinerger, und während manischer Phasen ein adrenerger Überschuss bestehen. Einige Untersuchungen zeigten dazu passend verändertes Ansprechen auf Cholinomimetika (z.B. Pupillenreaktion auf Pilocarpin) während manischer Phasen, und Effekte der Lithiumtherapie erstrecken sich unter anderem auch auf eine Verstärkung cholinerger Transmission. Umgekehrt werden manche Cholinomimetika – zum Beispiel Acetylcholinesterasehemmer – mit der Entwicklung depressiver Symptome in Zusammenhang gebracht. Es gibt jedoch bisher keine klar interpretierbaren Hinweise für eine ursächliche Beteiligung des cholinergen Systems.

GABAerges System

Mehrfach wurde ein verminderter GABA-Spiegel in Plasma und Liquor bipolarer Patienten nachgewiesen, wobei es sich vermutlich weniger um eine globale Funktionsminderung, als um eine sehr spezifische Störung im Bereich limbischer Strukturen und damit assoziierter ZNS-Areale handelt. So konnten Veränderungen GABAerger Interneurone in *Postmortem*-Untersuchungen an bipolaren Patienten beispielsweise im Bereich des anterioren cingulären Cortex gefunden werden, die an der Affektregulation beteiligt sind. Eine mangelhafte Steuerung der Emotionsregulation könnte daher auch durch GABAerge Defizite verursacht sein. Eine besondere Rolle kommt dabei möglicherweise einer Defizienz von Reelin zu, einem Glykoprotein, das vor allem in GABAergen Interneuronen produziert wird und eine kritische Rolle in der Differenzierung und Migration von Neuronen spielt. Ebenso gibt es Hinweise für die Beteiligung von veränderten GABA-Rezeptoren und Varianten des Enzyms GAD, welches zur Bildung von GABA notwendig ist, an der Entstehung bipolarer Erkrankungen. Im Unterschied zu unipolar-depressiven Patienten, scheint das GABAerge Defizit geringer ausgeprägt zu sein und durch die Behandlung mit verschiedenen *"Mood Stabilizern"* in einen supraphysiologischen Bereich angehoben zu werden (Lan, 2009b).

Glutamaterges System

Die Beteiligung des glutamatergen Systems an der Entstehung bipolarer und schizophrener Erkrankungen ist heute Gegenstand intensiver Erforschung. Es spielt eine besondere Rolle für Synaptoplastizität, Resilienz und Apoptose von Neuronen und erscheint somit als ein zentraler Punkt der Pathophysiologie und möglicher Angriffspunkt therapeutischer Interventionen. Starke Evidenz für seine Bedeutung kommt insbesondere aus der Beobachtung, dass zahlreiche Stimmungsstabilisierer (Lithium, Valproinsäure, Carbamazepin und Lamotrigin) Facetten der glutamatergen Funktion regulieren und eine Überaktivierung zu Excitotoxizität an Neuronen führen kann. Direkte Hinweise sind derzeit noch spärlicher gesät. So zeigten sich bei akut manischen Patienten gesteigerte Glutamat-Werte im linken dorsolateralen präfrontalen Cortex, in *Postmortem*-Untersuchungen eine verminderte Dichte von NMDA-Rezeptoren im Hippocampus und diskrete Veränderungen der glutamatergen Funktion in verschiedenen anderen ZNS-Regionen. Eine *Postmortem*-Untersuchung zeigte insgesamt erhöhte Glutamat-Werte im ZNS bipolarer Patienten (Lan, 2009a). Interessant ist die Beobachtung, dass eine starke Stimulation von NMDA-Rezeptoren über einen starken Calciumeinstrom in die Zelle zu einer Aktivierung von mitochondrialen Apoptoseprogrammen führt, ein Effekt, der jedoch mit Vorbehandlung durch Lithium vermindert wird (☞ Kap. 4.2.4.2.).

4.2.2. Neuroendokrines System

4.2.2.1. Hypothalamus-Hypophysen-Schilddrüsen-Achse (HHS)

Obwohl eine deutliche Verbindung zwischen Schilddrüsenfunktionsstörungen und Gemütserkrankungen schon seit längerer Zeit bekannt ist, bleiben die genauen Zusammenhänge auch heute noch unklar. Für bipolare Erkrankungen ergeben sich insbesondere Hinweise für eine mögliche Wechselbeziehung von gestörter Schilddrüsenfunktion, weiblichem Geschlecht und *Rapid-Cycling*-Verläufen. Die Funktion der HHS-Achse scheint auf mehreren Ebenen beeinträchtigt zu sein (☞ Abb. 4.3). Viele Untersuchungen zeigten einen relativen Anstieg von freiem T4 bei ansonsten euthyreoter oder diskret hypothyreoter Stoffwechsellage. Dieser könnte ein Kompensationsmechanismus für eine "zentrale Hypothyreose" sein, da Schilddrüsenhormone vor allem in der Form von T_4 ins ZNS transportiert werden und erst dort zur aktiveren Form (T_3) umgewandelt werden. Möglicherweise liegt der postulierten zentralen Hypothyreose eine Dysfunktion oder Mangel von Transthyretin, dem Haupttransportprotein von T_4 ins ZNS, zugrunde. Bipolare Patienten zeigen jedoch auch überzufällig häufig Autoimmunerkrankungen der Schilddrüse mit einem erhöhten Titer von TPO-Antikörpern, einen fehlenden nächtlichen TSH-*Peak*, vermindertes Ansprechen von TSH auf Stimulation mit TRH oder eine verminderte Ausschüttung von TRH. Keiner dieser Befunde scheint konstant und spezifisch zu sein, jedoch wird der Zusammenhang meist deutlicher bei weiblichen Patienten und bei *Rapid-Cycling*-Verläufen.

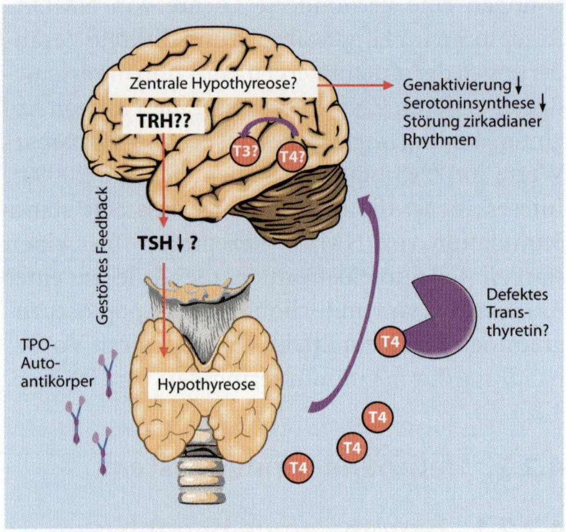

Abb. 4.3: Modell zur möglichen Veränderung der Schilddrüsenfunktion im Rahmen bipolarer Erkrankungen. Die *Feedback*-Regulation der Hypothalamus-Hypophysen-Schilddrüsen-Achse ist auf mehreren Ebenen gestört. Bei zentraler Hypothyreose kommt es zu einer Verminderung der Monoaminsynthese und Störung zirkadianer Rhythmen. Der Transport von T_4 ins zentrale Nervensystem könnte auch durch einen Defekt des Transportproteins Transthyretin bedingt sein. Nicht selten finden sich Schilddrüsen-Antikörper (TPO).

Schilddrüsenhormone haben zahlreiche Auswirkungen auf verschiedenste Nervenzellfunktionen, unter anderem auch die Aktivierung von *"early immediate genes"*, die wiederum eine Rolle bei der Bildung von Botenstoffen spielen und in die Regulation zirkadianer Rhythmen eingreifen. So konnte experimentell beispielsweise nach Gabe von Schilddrüsenhormonen eine vermehrte Serotoninproduktion und Veränderung der Rezeptorsensitivität in verschiedenen ZNS-Gebieten gefunden werden (Arnold, 2008). Aber auch TRH scheint eine Rolle als extrahypothalamischer Neurotransmitter jenseits der bloßen Stimulation der TSH-Ausschüttung zu spielen und hat möglicherweise eigene antidepressive Effekte. Patienten mit niedrigerer Schilddrüsenfunktion scheinen tendenziell schlechter auf antidepressive Therapie anzusprechen und häufiger affektive Phasen zu erleiden (Frye, 2009). Die augmentative Therapie mit (supra-) physiologischen Dosen von Schilddrüsenhormonen wird insbesondere zur Therapie von *Rapid-Cycling*-Phasen eingesetzt (☞ Kap. 8.1.8.1.).

Störungen der Schilddrüsenfunktion stehen in engem Zusammenhang mit bipolaren Erkrankungen. Regelmäßige Laborkontrollen sind unerlässlich. Vor allem bei *Rapid-Cycling*-Verläufen und häufigen depressiven Phasen soll die Schilddrüsenfunktion kontrolliert werden und gegebenenfalls eine Substitutionstherapie bzw. augmentative Therapie erwogen werden.

4.2.2.2. Hypothalamus-Hypophysen-Nebennierenachse (HHN)

Überaktivität und Fehlregulationen der HHN-Achse gehören zu den gut belegten und oft replizierten Befunden bei bipolaren Patienten (☞ Abb. 4.4). Speziell in depressiven und gemischten Phasen finden sich häufig erhöhte Cortisolwerte in Serum, Urin und Liquor. Es besteht auch eine Tendenz zu überschießender Cortisol-Ausschüttung nach Stimulation mit ACTH und Verminderung der ACTH-Ausschüttung nach Stimulation mit CRH. Die Fehlregulation des negativen Feedbacks zeigt sich in pathologischen Ergebnissen des Dexamethason-Supressionstests und des CRH-Stimulationstests. Sie scheint bei bipolaren Patienten eher stärker ausgeprägt zu sein als bei unipolaren Depressionen und teilweise auch während manischer Phasen zu bestehen. Meist jedoch normalisieren sich erhöhte Cortisol-Werte nach Abklingen depressiver Phasen und im Rahmen von Manien. Persistiert die Fehlregulation auch nach klinischer Besserung, besteht ein erhöhtes Risiko für Rezidive. Die Überaktivität der HHN-Achse zeigt sich auch manchmal morphologisch mit einer Vergrößerung der Nuclei paraventriculares, Hypophyse und Nebennieren. Erhöhte Cortisolwerte haben vielfältige Auswirkungen. Neben immunsuppressiven und diabetogenen Effekten bewirkt Cortisol insbesondere im Hippocampus, aber auch im präfrontalen Cortex eine Verminderung der neuronalen Resilienz, hemmt die Neurogenese und fördert apoptotische Prozesse. Diese nachteiligen Effekte könnten deutlich zu typischen kognitiven Defiziten im Rahmen bipolarer Erkrankungen beitragen.

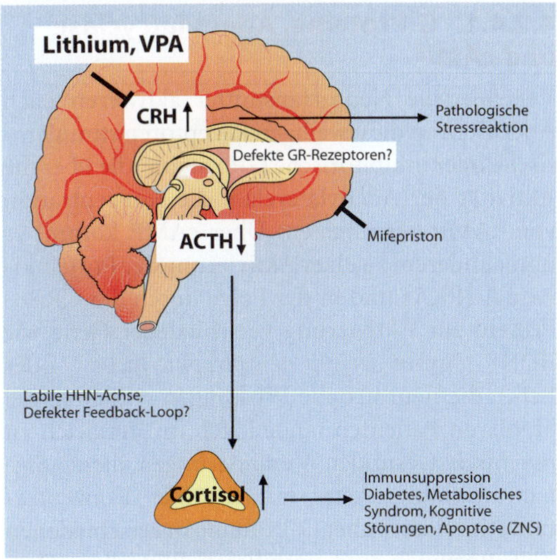

Abb. 4.4: Modell zu möglichen Störungen der HHN-Achse bei bipolaren Erkrankungen. Die *Feedback*-Regulation ist auf mehreren Ebenen gestört und führt zu einer pathologischen Stressreaktion. Der erhöhte Cortisol-Spiegel wirkt immunsuppressiv und diabetogen. Er trägt evtl. auch zu kognitiven Störungen und apoptotischen Prozessen im ZNS bei.
VPA: Valproinsäure; CRH: *Corticotropin Releasing Hormone;* GR: Glukokortikoidrezeptoren; ACTH: Adrenocorticotropes Hormon.

Auch die Synthese und Ausschüttung von CRH scheint während depressiver Phasen vermehrt zu sein und sich mit klinischer Besserung zu normalisieren. CRH ist neben seiner Funktion als Stimulator der ACTH-Ausschüttung ein zentraler Neurotransmitter mit Bindungsstellen insbesondere im präfrontalen Cortex und limbischen System, der Stress-assoziierte Reaktionen vermittelt. Sowohl Lithium als auch Valproinsäure führen über verschiedene Mechanismen zu einer Reduktion der CRH-Synthese, was ein Teilaspekt des Wirkmechanismus sein könnte. Experimentell wurde Mifepriston, ein Glukokortikoidrezeptor-Antagonist als *"Add-on"* bei bipolarer Depression eingesetzt und führte zu einer Verbesserung der Stimmung und kognitiver Defizite (Young, 2004) Einige CRF1-Rezeptor-Antagonisten befinden sich in Entwicklung und klinischer Erprobung zur Therapie depressiver Erkrankungen.

> Die HHN-Achse ist bei bipolaren Patienten gestört und labil. Cortisol-Therapie kann sowohl Depression als auch Manie auslösen. Die Indikation für eine Cortisol-Therapie bei komorbiden Erkrankungen, insbesondere systemische Therapie, ist daher besonders kritisch und nur nach sorgfältiger Nutzen-Risiko-Abwägung unter fortlaufenden psychiatrischen Kontrollen zu stellen.

4.2.3. Tryptophanmetabolismus und Psychoneuroimmunologie

Tryptophan ist eine essentielle Aminosäure und notwendige Vorstufe für die Bildung von Serotonin. Seinem Metabolismus kommt eine interessante Schlüsselstelle bei affektiven Erkrankungen im Rahmen der Psychoneuroimmunologie zu. Es gibt zwei verschiedene Abbauwege für Tryptophan im ZNS. Der erste findet vor allem in Gliazellen statt und führt zu Kynureninsäure, welche als NMDA-Rezeptorantagonist neuroprotektive Eigenschaften besitzt. Ein zweiter Abbauweg wird jedoch vor allem von Makrophagen benutzt und führt zu einem Metaboliten mit neurotoxischen, NMDA-Rezeptor-agonistischen Eigenschaften: Quinolinsäure. Unter gesunden Bedingungen halten sich beide Abbauwege die Balance. Bei inflammatorischen Prozessen kommt es unter Einwirkung verschiedener Cytokine wie γ-Interferon durch TH1-Helferzellen jedoch zu einem Überwiegen neurotoxischer Quinolinsäure, was zu einem vermehrten Zelluntergang führen könnte. Eine Imbalance zwischen TH1- und TH2-Helferzellantwort und eine Vermehrung proinflammatorischer Zytokine ist sowohl für depressive Patienten, als auch für manische Phasen bei bipolaren Patienten gut dokumentiert. Dies führte zur Ausbildung einer neurodegenerativen Hypothese affektiver Erkrankungen, die eine interessante Brücke von Störungen des Neurotransmitterstoffwechsels zu immunologischen und inflammatorischen Prozessen schlägt (Myint, 2007). Bisher gibt es erste Hinweise für ein unterschiedliches Störungsmuster bei unipolaren und bipolaren Erkrankungen. Im Verlauf der Erkrankung scheint es zu einem Zunehmen proinflammatorischer, proapoptotischer Signale wie beispielsweise TNF-α zu kommen (Kauer-Sant'Anna, 2009). Aus den Erkenntnissen könnten sich auch therapeutische Konsequenzen, insbesondere für den Einsatz von antiinflammatorischen Substanzen wie COX-2-Hemmern oder Immunmodulatoren bei affektiven Erkrankungen ergeben. Eine Studie, die den COX2-Hemmer Celecoxib bei bipolarer Depression untersuchte, zeigte antidepressive Effekte mit verhältnismäßig kurzer Wirklatenz (Nery, 2008).

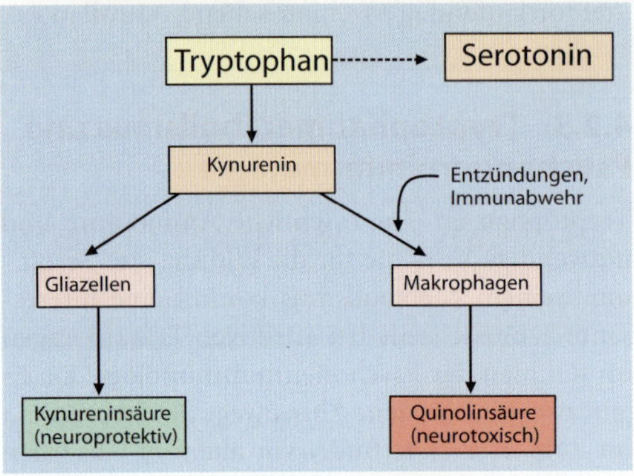

Abb. 4.5: Vereinfachtes Modell der Abbauwege von Tryptophan (nach Myint, 2007). Neurotoxische und neuroprotektive Metaboliten halten sich die Waage. Bei Entzündungen und aktivierter Immunabwehr kommt es jedoch zu einem Überwiegen der neurotoxischen Quinolinsäure. Eine Imbalance wurde auch im Rahmen affektiver Erkrankungen gefunden.

4.2.4. Signaltransduktion, Neuroplastizität und Resilienz

Im Rahmen verschiedener psychiatrischer Erkrankungen spielt nach heutigem Verständnis eine verminderte Neuroplastizität und Resilienz (Widerstandsfähigkeit) der Nervenzellen des ZNS eine kritische Rolle. Dabei kommt es nicht nur zu einer Störung der normalen Nervenzellfunktion, sondern möglicherweise auch zu apoptotischen Vorgängen und damit Verlust von Neuronen. Störungen der Signaltransduktion wirken sich auf die Expression verschiedenster für die Zellfunktion wichtiger Gene nachhaltig aus und könnten einen zentralen pathogenetischen Mechanismus darstellen. Die letzten Jahre haben große Zugewinne im Verständnis dieser molekularen Prozesse gebracht, welche einerseits für die Theoriebildung im allgemeinen wichtig sind, andererseits aber auch Ansatzpunkte für die Entwicklung neuartiger Therapien darstellen können. Tatsächlich scheint auch die Wirkung von vielen bereits im Einsatz befindlichen phasenprophylaktischen Medikamenten zu einem wesentlichen Anteil durch Beeinflussung der Signaltransduktion, Genexpression und Erhöhung der Neuroplastizität und Resilienz zu beruhen.

4.2.4.1. G-Proteine, Adenylatcyclase und cAMP

Verschiedene Neurotransmitter aktivieren nach Andocken an die jeweiligen Rezeptoren stimulatorische oder inhibitorische G-Proteine, die über die Aktivität der Adenylatcyclase die Konzentration von cAMP beeinflussen. Über cAMP kommt es unter anderem zu einer Aktivierung der Proteinkinase A (PKA) und in der Folge durch das CREB-Protein zur Aktivierung verschiedener Gene wie BDNF *("brain derived neurotrophic factor")* oder Bcl-2, die neurotrophe Wirkungen entfalten. Bei bipolaren Patienten fanden sich im Vergleich zu psychisch Gesunden Veränderungen dieser Signaltransduktionskette mit erhöhter Konzentration stimulatorischer G-Proteine in verschiedenen ZNS-Regionen und peripheren Blutzellen. Darüberhinaus gibt es auch Hinweise für eine verstärkte Aktivität der Adenylatcyclase bei bipolaren Patienten, während es bei Depression eher zu einer Unterfunktion zu kommen scheint. Die zelluläre Reaktion auf den Second Messenger cAMP zeigte sich in einigen Untersuchungen in verschiedenen ZNS-Regionen und peripheren Blutzellen bipolarer Patienten verstärkt. Verschiedene phasenprophylaktisch wirksame Medikamente scheinen diese Veränderungen positiv zu beeinflussen. So kommt es unter Therapie mit Lithium zu einer "Stabilisierung" der Adenylatcyclasefunktion mit erhöhter basaler Aktivität bei gleichzeitiger Prävention einer exzessiven Stimulation. Carbamazepin wirkt dämpfend auf eine erhöhte cAMP-Produktion und Valproinsäure führt zu einer Verminderung von β-Adrenorezeptoren, stimulatorischen G-Proteinen und cAMP-Bildung. Diese Effekte entstehen teilweise auf voneinander unabhängigen Wegen und können sich therapeutisch ergänzen.

Phasenprophylaktisch wirksame Medikamente (*"Mood Stabilizer"*) beeinflussen auf teilweise unterschiedlichen Wegen die gestörte Signaltransduktion bei bipolaren Erkrankungen. Eine Kombination verschiedener *Mood Stabilizer* kann daher pharmakologisch sinnvoll sein und ist insbesondere bei Therapieresistenz eine zweckmäßige Strategie.

4.2.5. Phosphatidylinositol, Proteinkinase C und Calcium

Inositol-Phospholipide sind Bestandteile von Zellmembranen und dienen als Material für die Bildung zweier wichtiger *"Second Messenger"* durch die Phospholipase C (PLC): Inositoltriphosphat (IP3), welches die intrazelluläre Calciumfreisetzung stimuliert und Diacylglycerol (DAG), welches die Proteinkinase C (PKC) aktiviert. Durch diese beiden intrazellulären Botenstoffe wird wiederum eine Kaskade von Folgesignalen in Neuronen aufgelöst, die ebenfalls Einfluss auf Neuroplastizität und Resilienz haben.

Inositoldepletion

Bisherige Untersuchungen ergaben Hinweise für einen erhöhten Membrangehalt von Phosphatidylinositol bei bipolaren Patienten während depressiver und manischer Phasen. *Postmortem*-Untersuchungen zeigten ebenfalls pathologische Veränderungen, unter anderem eine Verringerung des Inositol-Spiegels im Präfrontalen Cortex. Auch *in vivo* konnten pathologische Veränderungen der Nervenzellmembranen mit Auswirkungen auf diesen Signaltransduktionsweg nachgewiesen werden. Lithium führt vermutlich durch Hemmung verschiedener Enzyme wie IMPase oder IPPase, die für die Synthese und das Recycling von IP3 notwendig sind, zu einer Verarmung von Neuronen an diesem Second Messenger. Ähnliche Effekte durch teilweise unterschiedliche Angriffspunkte wurden auch für Valproinsäure und Carbamazepin nachgewiesen, sodass man vermuten kann, die Inositoldepletion könnte ein wichtiger Mechanismus für die Wirkung von *Mood Stabilizern* darstellen.

Proteinkinase C (PKC)

Eine erhöhte Aktivität der PKC zeigte sich bei bipolaren Patienten sowohl in peripheren Blutzellen, als auch in Postmortem-Untersuchungen in kortikalen Arealen. Über PKC werden zahlreiche Zellfunktionen direkt oder indirekt beeinflusst, insbesondere kommt es auch zu einer Fazilitierung der Ausschüttung von Monoaminen und Glutamat in den synaptischen Spalt. PKC-Aktivierung scheint auch für Teile der Wirkung von Psychostimulantien (Amphetaminen) verantwortlich zu sein und kann Manie-artige Symptome auslösen bzw. manische Phasen triggern. Aus Tierexperimenten sind auch PKC-vermittelte kognitive Störungen bekannt. Umgekehrt hemmen Lithium und Valproinsäure die Aktivität von PKC, was zur antimanischen Wirksamkeit beitragen könnte. Experimentell wurden PKC-Hemmer wie Tamoxifen erfolgreich zur Reduktion manischer Symptome eingesetzt, und auch Omega-3-Fettsäuren, die in einigen Studien positive Effekte auf den Verlauf bipolarer Erkrankungen zeigten, scheinen diesen Wirkmechanismus zu teilen. Interessanterweise spielen Veränderungen an PKC-Subtypen auch in der Pathogenese diabetischer Erkrankungen eine gewisse Rolle, welche nicht selten als Komorbidität und Komplikation bei bipolaren Störungen auftreten.

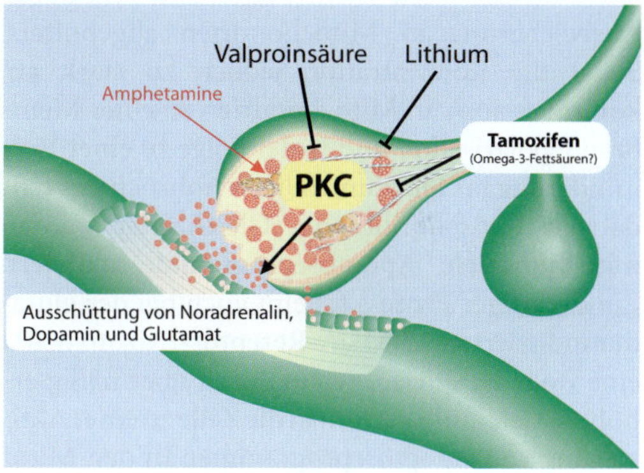

Abb. 4.6: Lithium und Valproinsäure hemmen die Proteinkinase C (PKC). Es resultiert eine verminderte Ausschüttung von Noradrenalin, Dopamin und Glutamat. Auch Tamoxifen, welches experimentell eingesetzt wird, teilt diesen Mechanismus, während Amphetamine die PKC stimulieren.

Calciumhypothese und mitochondriale Dysregulation

Eine gestörte Regulation des intrazellulären Calcium-Haushalts gehört zu den gut belegten und bereits seit längerem bekannten Grundlagen der Pathophysiologie bipolarer Erkrankungen. Die meisten Studien zeigen erhöhte basale intrazelluläre Calcium-Werte und verstärkte Freisetzung von Calcium aus intrazellulären Speichern. Bei geringfügig erhöhten Calcium-Konzentrationen werden zahlreiche Enzyme aktiviert, unter anderem auch die Synthese von Neurotransmittern wie Noradrenalin. Dies könnte über eine globale Aktivitätssteigerung des ZNS zu manischen Symptomen beitragen. Exzessive Calcium-Konzentrationen wirken jedoch hemmend, senken die zelluläre Resilienz und können sogar wichtige Signale für die Initiierung apoptotischer Zellprogramme sein – Prozesse, die möglicherweise im Rahmen der Entstehung depressiver Symptome von Bedeutung sind. Angesichts der hochkomplexen Systeme zur Regulation der intrazellulären Calcium-Konzentration konnte bisher noch kein ausreichend klares Bild für die Ursache der Veränderungen gefunden werden. Zuletzt verdichten sich jedoch Hinweise für eine Dysregulation im Bereich der mitochondrialen Funktion. Mitochondrien spielen nicht nur eine kritische Rolle in der Energieversorgung der Zelle, sondern mediieren unter anderem durch Calcium-Sequestrierung wichtige Prozesse für die neuronale Plastizität und Apoptose. Hohe intrazelluläre Calcium-Werte werden unter anderem durch Abspeicherung in Mitochondrien abgepuffert. Steigt die Konzentration jedoch zu stark an, kommt es auch an Mitochondrien zu einer Membrandepolarisation und in der Folge zu einer Verminderung bis hin zum völligen Abbruch der oxidativen Phosphorilierung. Gleichzeitig werden mitochondriale Apoptoseprogramme aktiviert. Ein derartiger Prozess scheint auch bei der glutamatinduzierten NMDA-Rezeptor-Exizotoxizität eine Rolle zu spielen, wo es durch übermäßig erhöhten Calciumeinstrom in die Zelle zu einer Aktivierung von Apoptoseprogrammen in den Mitochondrien kommt, welche allerdings durch Vorbehandlung mit Lithium verhindert werden kann. Bei bipolaren Patienten zeigte sich eine Tendenz zur exzessiven Calcium-Freisetzung aus Mitochondrien, diskrete Veränderungen mitochondrialer Proteine in verschiedenen Hirnregionen, eine verminderte Expression nukleärer mRNA für mitochondriale Proteine und eine relative Abnahme mitochondrialer DNA im Verlauf der Erkrankung (Konradi, 2004). Einige mitochondriale Genvarianten scheinen zumindest in manchen Populationen auch mit bipolaren Erkrankungen assoziiert zu sein. Unter Therapie mit Lithium und Valproinsäure konnte ein hemmender Einfluss auf mitochondrial gesteuerte Apoptoseprogramme und eine Stabilisierung der mitochondrialen Funktion gefunden werden (Bachmann, 2009). Diese werden zum Teil durch vermehrte Bildung von Bcl-2, vermutlich aber auch durch Inhibierung von GSK-3 in der mitochondrialen Membran vermittelt. In Zusammenschau ergeben sich zwar keine Hinweise für die Erklärung bipolarer Störungen als "klassische" mitochondriale Erkrankungen, jedoch deutlich Anhaltspunkte für eine primäre oder sekundäre Dysregulation auch auf mitochondrialer Ebene.

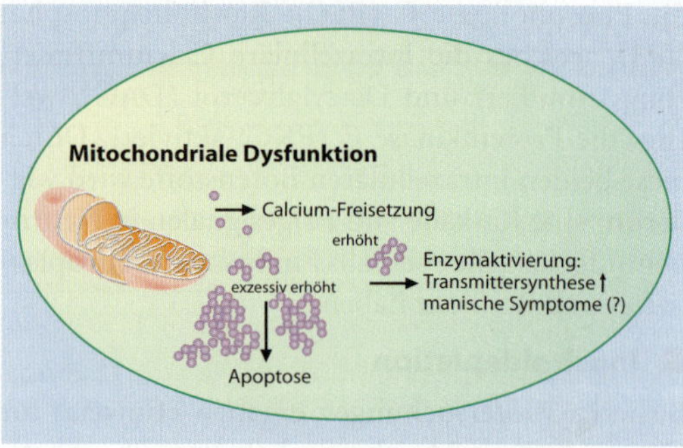

Abb. 4.7: Vereinfachtes Schema zur Hypothese einer mitochondrialen Dysfunktion bei bipolaren Erkrankungen.

4.2.5.1. Glykogen-Synthase-Kinase 3 (GSK-3)

Die GSK-3 scheint ein weiterer wichtiger Angriffspunkt von Medikamenten mit stimmungsstabilisierender Wirkung zu sein. Ihre Aktivität wird durch zahlreiche Faktoren beeinflusst, darunter auch Proteinkinase A und Proteinkinase C, sodass Querverbindungen zu anderen wichtigen Signaltransduktionskaskaden bestehen. Über die GSK-3 werden zahlreiche Zellprogramme gesteuert, darunter nicht nur der Glykogenstoffwechsel, sondern insbesondere auch Prozesse, die eng in die Vermittlung von Apoptose und Resilienz eingebunden sind. Typische Ziele der Kinase stellen verschiedene Transkriptionsfaktoren, zytoskelettäre Proteine, Mediatoren des Zellzyklus und Stoffwechselenzyme (Glykogensynthase, Pyruvatdehydrogenase) dar. Außerdem spielt sie auch eine Rolle in der Steuerung mitochondrialer Funktionen, sodass wiederum eine funktionelle Querverbindung zum Calciumhaushalt und anderen mitochondrial gesteuerten Aufgaben besteht. Generell zieht eine Aktivierung der GSK-3 über verschiedene Wege pro-apoptotische Folgewirkungen nach sich, eine Inhibierung führt jedoch zu vermehrten Bildung von Schutzfaktoren gegen den programmierten Zelltod. Lithium und Valproinsäure hemmen die GSK-3, was einen Teil ihrer Wirksamkeit bei bipolaren Erkrankungen erklären könnte. Interessanterweise gibt es aus Tierversuchen Hinweise sowohl für antidepressive als auch für antimanische Effekte durch Inhibierung der GSK-3 – diese Wirksamkeit gegen beide Extrempole der möglichen affektiven Dysregulation stellt eine Besonderheit dar und bietet Hinweise zur Theoriebildung der Pathophysiologie bipolarer Erkrankungen. GSK-3 ist überdies bei verschiedenen Spezies auch an der Regulation zirkadianer Rhythmen beteiligt, welche gerade in der Ätiopathogenese bipolarer Erkrankungen eine Schlüsselrolle zu spielen scheinen (☞ Kap. 4.4.).

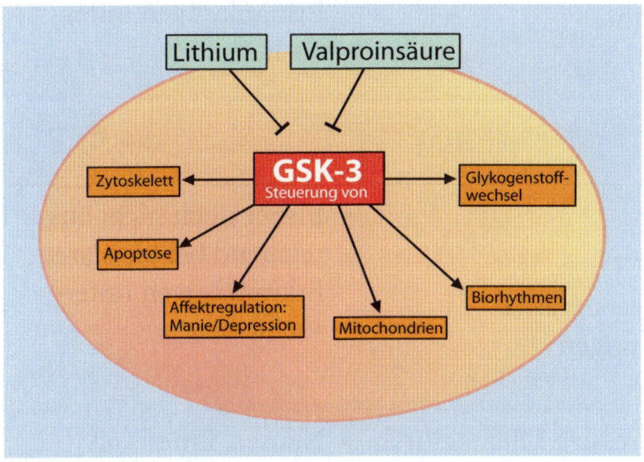

Abb. 4.8: Glykogensynthasekinase (GSK-3) als Schaltstelle verschiedener Zellfunktionen und wichtiger Angriffspunkt mehrerer *Mood Stabilizer.*

4.2.5.2. Natürliche Neurotrophine

Neurotrophe Signale wie BDNF *("brain derived neurotrophic factor")* oder NGF *("nerve growth factor")* bewirken über spezifische Tyrosinrezeptorkinasen eine Aktivierung von Faktoren, die vor Apoptose schützen und eine Hemmung proapoptotischer Faktoren (☞ Abb. 4.9). So kommt es zu einer vermehrten Bildung von CREB, welches an spezielle Gensequenzen im Zellkern bindet und dort unter anderem zur Produktion der Apoptosehemmer Bcl-2 und BDNF führt. Bcl-2 kann unter anderem mitochondriale Apoptoseprogramme hemmen, andererseits auch die maximal mögliche Calciumspeicherung in Mitochondrien erhöhen. Des Weiteren werden auch apoptosefördernde Proteine inaktiviert. Ein dritter Wirkmechanismus besteht über die Inaktivierung der GSK-3, ähnlich wie er auch bei Lithium und Valproinsäure beobachtet werden kann. Bei depressiven Erkrankungen zeigten sich erniedrigte Spiegel von BDNF, während es unter Therapie mit verschiedenen Psychopharmaka, insbesondere Lithium, Valproinsäure und Antidepressiva zu einer vermehrten Bildung von BDNF kommt. Im Tierversuch konnte auch ein direkter antidepressiver Effekt von BDNF nachgewiesen werden. Darüberhinaus erbrachten manche genetische Untersuchungen eine Assoziation von BDNF-Varianten mit bipolaren Erkrankungen in einzelnen Populationen. Zusammenschauend können heute diese Erkenntnisse als ausreichend gewertet werden, um pathologische Veränderungen im Bereich der Neuroplastizität und Resilienz als wichtige pathogenetische Faktoren in der Entstehung bipolarer Erkrankungen zu werten.

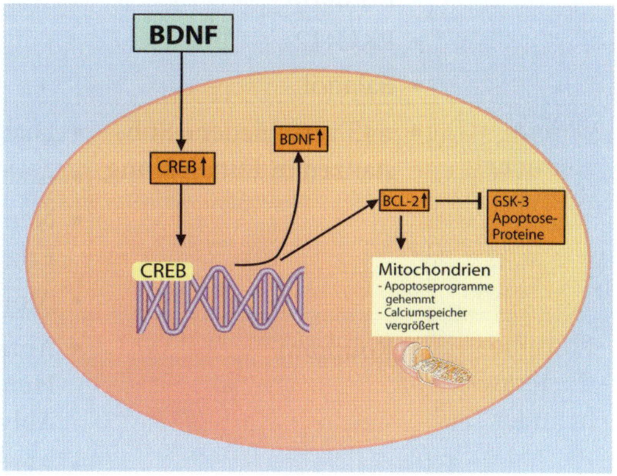

Abb. 4.9: Rolle von BDNF als Neurotrophin.

4.2.5.3. Neurotrophe Effekte von Psychopharmaka

Die stärkste Evidenz für neurotrophe Effekte besteht für Lithium, das bei längerfristiger Einnahme zu einer Zunahme des Gesamtvolumens der grauen Substanz bei bipolaren Patienten führt. Es scheint auch regionsspezifische Effekte zu geben: Die relativ häufige Volumenabnahme im Bereich des subgenualen anterioren cingulären Cortex (☞ Kap. 4.3.1.1.) ist tendenziell bei bipolaren Patienten, die mit Lithium oder Valproinsäure behandelt werden, geringer ausgeprägt. Ebenso scheint die

Neurogenese im Hippocampus durch Lithium verstärkt zu werden und das Volumen der Amygdala bei lithiumbehandelten Patienten größer zu sein. Aus Zellkulturen und Tierversuchen ist überdies ein Schutzeffekt für eine Vielzahl verschiedenster neuronaler Noxen belegt. Für Antidepressiva sind vor allem neurotrophe Effekte und eine verstärkte Neurogenese im Bereich des Hippocampus bekannt.

Neue pharmakologische Angriffspunkte

Da heute zahlreiche biochemische Veränderungen bei bipolaren Erkrankungen, gerade auch im Bereich der Signaltransduktion und Neuroimmunoendokrinologie besser bekannt sind, ergeben sich theoretisch neue Angriffspunkte für pharmakologische Interventionen. Einige Substanzen befinden sich bereits in Entwicklung, bleiben jedoch vorerst noch in mehr oder weniger fortgeschrittenem vorklinischem Stadium. Mögliche neue Entwicklungen sind in Tab. 4.3 zusammengefasst.

4.3. Neuroanatomie

Moderne bildgebende Verfahren eröffnen einen direkten Einblick in strukturelle, aber auch funk-

Substanzgruppe	Beispiele	Mögliche Wirkungen und Mechanismen	Kommentar
IMPase-Hemmer	• L690,133	• Inositoldepletion wie *"Mood Stabilizer"*	• Bisher noch keine ausreichend ZNS-gängigen Präparate verfügbar
PKC-Hemmer	• Tamoxifen • Omega-3-Fettsäuren (?) • Ruboxistaurin • Rottlerin • PKC412 • Balanol	• Antimanische Effekte • Diabetische Mikroangiopathie	• Bisher noch nicht ausreichend bei bipolaren Erkrankungen untersucht
GSK-3-Hemmer	• >45 verschiedene Substanzen in Entwicklung	• Diabetes • Alzheimer • Neurodegenerative Erkrankungen • Alopezie	• Bisher noch nicht ausreichend bei bipolaren Erkrankungen untersucht
Phosphodiesterasehemmer	• Rolipram	• Antidepressive Effekte durch Hemmung des cAMP-Abbaus • Aktivierung von PKA und damit von CREB-BDNF (?)	• Nausea, Emesis als limitierende Nebenwirkungen • Neuere PDE-Hemmer sind in Entwicklung
Glutamatmodulatoren	• NMDA-Antagonisten • Glutamat-*Release*-Inhibitoren • AMPA-Potentiatoren	• Verminderung der Glutamat-induzierten neurotoxischen Wirkungen?	• Bisher noch nicht ausreichend bei bipolaren Erkrankungen untersucht
Antiglukokortikoide	• Mifepriston • CRF1-Rezeptorblocker	• Antidepressiv • Verbesserung kognitiver Defizite bei Bipolaren	
Antiinflammatorische Medikation	• Celecoxib	• Antidepressive Effekte durch Hemmung proapoptotischer Faktoren?	

Tab. 4.3: Neuartige, experimentelle Substanzen zur Therapie bipolarer Erkrankungen.

tionelle Veränderungen des ZNS bei psychischen Erkrankungen. Obwohl eine Fülle an Ergebnissen von Untersuchungen an bipolaren Patienten zur Verfügung steht, ergibt sich insgesamt noch kein einheitliches und klar interpretierbares Bild als neuroanatomisches Erklärungsmodell. Dies liegt einerseits an den meist sehr kleinen Fallzahlen untersuchter Patienten in den einzelnen Studien – gerade auch an einem Mangel an Studien mit manischen Patienten –, andererseits an großen Überlappungen der gefundenen Veränderungen mit sehr ähnlichen Befunden bei unipolar depressiven und schizophrenen Patienten. Überdies zeigte sich ganz allgemein, dass pathologische Befunde häufig nur bei bestimmten Populationen auftraten und in Folgeuntersuchungen an anderen Populationen nicht repliziert werden konnten. Nur wenige Ergebnisse sind durch Meta-Analysen gesichert, sodass in der Einschätzung der Relevanz der bisherigen Befunde insgesamt sicherlich noch Zurückhaltung geboten ist.

Volumenveränderungen

Das globale Hirnvolumen scheint bei bipolaren Erkrankungen nicht signifikant vermindert (McDonald, 2004), regionsspezifische Volumenveränderungen konnten jedoch häufig gefunden werden und sind teilweise auch in Meta-Analysen bestätigt worden. Es bleibt jedoch vorerst nicht eindeutig zu beantworten, ob es sich um anlagebedingte Volumenminderungen, fortschreitende Volumenverluste im Sinne einer Neurodegeneration oder um eine Kombination beider Möglichkeiten handelt. Ein verhältnismäßig konstanter Befund ist die Vergrößerung der Seitenventrikel, welche ebenso wie eine verstärkte kortikale Atrophie durch Meta-Analysen bestätigt ist (Elkis, 1995). Die Veränderungen sind insgesamt jedoch eher gering und überdies auch nicht spezifisch, da sie in ähnlicher Art und Weise auch bei Schizophrenie auftreten, wo die Effekte meist sogar etwas stärker ausgeprägt sind. Auch das Corpus Callosum zeigte im Vergleich in einigen Untersuchungen und einer (kleineren) Meta-Analyse ein vermindertes Volumen, was für eine gestörte interhemisphärale Kommunikation spricht (Arnone, 2008). Dazu passend zeigten sich mit Hilfe der diffusionsgewichteten MRT auch abnormale Strukturen der Faserbahnen im Cingulum und Balken (Wang, 2008). Immer noch häufig, jedoch etwas seltener als bei unipolaren Depressionen scheinen Erweiterungen des 3. Ventrikels zu sein, die durch Volumenabnahmen des Thalamus bedingt sein können und mit der Hypothese einer Störung der thalamokortikalen Projektion bei affektiven Erkrankungen vereinbar sind. Die Veränderung ist jedoch geringer ausgeprägt als bei unipolaren Erkrankungen und verfehlte in einer Meta-Analyse statistische Signifikanz. Des Weiteren bestehen Hinweise für eine frontale und präfrontale Volumenverminderung. Besondere Bedeutung scheint dabei dem anterioren cingulären Cortex (ACC) zuzukommen, wo unter anderem ein spezielles subgenuales Areal ("sg24") bei bipolaren Patienten mit stark positiver Familienanamnese schon frühzeitig im Verlauf der Erkrankung eine Volumenminderung mit Reduktionen der Gliazellzahl und verschiedene histopathologische Veränderungen aufweist (Harrison, 2002).

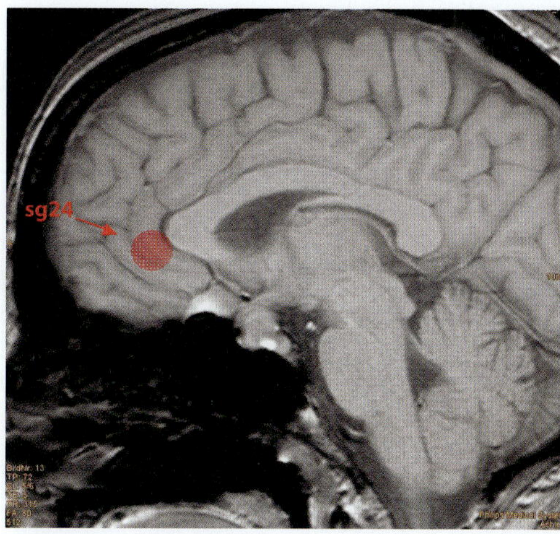

Abb. 4.10: Pathologische Veränderungen im subgenualen Anteil des Brodman-Areals 24 (sg24) spielen eine Rolle in der Entstehung affektiver Erkrankungen. Mit freundlicher Genehmigung von MR McCoy, Universitätsinstitut für Radiologie und MRI, Christian Doppler Klinik Salzburg.

Ähnliche Veränderungen fanden sich auch bei unipolar depressiven Patienten und bei jungen Erwachsenen mit hochpositiver Familienanamnese für bipolare Erkrankungen. Die Abnormalität scheint nicht phasenspezifisch zu sein und findet sich auch während manischer Epsioden (Drevets, 2008). Sie ist jedoch geringer ausgeprägt bei Patienten, die mit Lithium oder Valproinsäure behandelt werden – dies könnte durch die neuroprotektiven Eigenschaften dieser beiden *"Mood Stabi-*

lizer" bedingt sein, die nur zur Therapie bipolarer Erkrankungen regelmäßig eingesetzt werden. In einer Meta-Analyse der bisher verfügbaren Daten zeigte sich eine signifikante Veränderung jedenfalls nur bei unipolar depressiven, nicht aber bei behandelten bipolaren Patienten. Auch für cerebelläre Volumenminderungen gibt es zumindest Hinweise, während die Ergebnisse für Temporallappen, Amygdala und Basalganglien variabel und inkonklusiv sind. Einige Untersuchungen weisen sogar auf eine Vergrößerung der Mandelkerne bei bipolaren Patienten hin, welche jedoch in einer jüngeren Meta-Analyse nicht bestätigt werden konnte (Hajek, 2009). Die im Zusammenhang mit der Monoaminhypothese affektiver Erkrankungen interessanten Ergebnisse einiger Untersuchungen zu Volumenveränderung im Bereich des Locus coerulaeus (Noradrenalin) und der Raphekerne (Serotonin) konnten ebenfalls nicht konstant repliziert werden.

- Volumenverminderung
  - Durch Meta-Analysen gesichert:
    - Vergrößerung der Seitenventrikel
    - kortikale Atrophie
    - Corpus Callosum
  - Mehrfach positive replizierte Befunde:
    - Vergrößerung des 3. Ventrikels
    - Frontale/präfrontale Volumenminderung
    - Cerebelläre Volumenminderung
    - subgenualer ACC
  - Inkonklusive Studienlage:
    - Temporallappen
    - Amygdala
    - Basalganglien
    - Locus corulaeus
    - Raphekerne
    - Hippocampus
- Marklagerläsionen *("white matter lesions")*

Tab. 4.4: Strukturelle Veränderungen des ZNS bei bipolaren Erkrankungen.

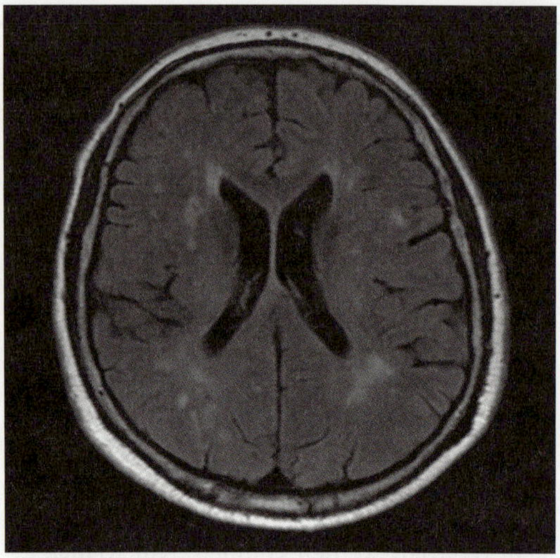

Abb. 4.11: Subkortikale und periventrikuläre Hyperintensitäten sind häufige Befunde bei bipolaren Erkrankungen *("white matter lesions")*. FLAIR-gewichtetes axiales MRT. Mit freundlicher Genehmigung der Universitätsklinik für Neuroradiologie Salzburg.

Zahlreiche Studien belegen die Häufung von pathologischen Veränderungen des ZNS bei unipolar und bipolar depressiven Patienten in Form von subkortikalen Hyperintensitäten. In Meta-Analysen zeigte sich dabei ein etwas mehr als dreifach erhöhtes Risiko im Vergleich zu psychisch gesunden Kontrollen (Altshuler, 1995). Meist handelt es sich um Marklagerläsionen *("white matter lesions")*, seltener aber auch um periventrikuläre Läsionen oder subkortikale Läsionen der grauen Substanz. Gerade bei bipolaren Patienten treten diese Veränderungen oft schon auch in jüngerem Alter auf. Die Interpretation der Signifikanz ist schwierig, da wenig über die Ursachen und Entstehung der Hyperintensitäten bekannt ist. Zum jetzigen Zeitpunkt bleibt unklar, ob es sich um den Ausdruck eines allgemein erhöhten cerebrovaskulären Risikos bei affektiven Erkrankungen handelt – möglicherweise auf dem Boden einer gemeinsamen genetischen Grundlage – oder um einen eigenständigen pathologischen Prozess. Ein Zusammenhang mit psychopharmakologischer Prämedikation und mit Alkohol- oder Substanzmissbrauch scheint nicht zu bestehen. Einige Untersuchungen zeigen aber eine Assoziation mit depressiven Symptomen, insbesondere bei Patienten, die Träger des APOE-4-Allels sind, welches als Risikofaktor für vaskuläre Erkrankungen und für M. Alzheimer gilt. Des Weiteren gibt es schwache Hinweise für eine Assoziation der Läsionen mit kognitiven Störungen und Therapieresistenz bei bipolaren Patienten, die jedoch nicht abschließend beurteilt werden können.

> Die Aufklärung von Betroffenen, dass es im Rahmen von manischen und depressiven Phasen und bei fehlender medikamentöser Behandlung zu einem Absterben von Nervenzellen kommen kann, gehört zu den wichtigen Informationen im Rahmen der Psychoedukation.

Funktionelle Veränderungen

Neue Untersuchungsmethoden wie funktionelles MRT, SPECT, PET, DTI *(Diffusion Tensor Imaging)* und MRS (Magnetresonanzspektroskopie) erlauben es, Momentaufnahmen verschiedener Aspekte der Hirnaktivität in Echtzeit zu gewinnen und funktionelle Veränderungen in einzelnen Regionen des ZNS ohne invasiven Eingriff festzustellen. Trotz dieser technischen Fortschritte konnte bisher kein einheitliches Störungsmuster gefunden werden. Die vielen Einzelergebnisse passen insgesamt zu einer Hypothese, die von einer gestörten Kommunikation zwischen verschiedenen (para-)limbischen und kortikalen Strukturen ausgeht, über die unter anderem Affekt und kognitive Prozesse moduliert werden.

Depressive Phasen

Während depressiver Phasen scheint insbesondere die dorsolaterale-präfrontale Hirnaktivität vermindert zu sein. Einige Untersuchungen zeigen auch verminderte Aktivität im orbitofrontalen und temporalen Cortex oder eine global verminderte Hirnaktivität. Meist bilden sich diese pathologischen Veränderungen zusammen mit klinischen Symptomen im Abklingen der depressiven Episode zurück. Im Gegensatz dazu findet sich bei depressiven Patienten häufig eine Überaktivierung der Amygdala, die in vielen Fällen auch während euthymer Phasen besteht, jedoch durch den Einfluss von *Mood Stabilizern* verminderbar zu sein scheint. Auch die Aktivität des subgenualen ACC ist während depressiver Phasen erhöht, bildet sich jedoch unter effektiver antidepressiver Therapie zurück. Von dieser Region des ACC bestehen wichtige Verbindungen zum präfrontalen und orbitofrontalen Cortex und zu zahlreichen limbischen Strukturen, welche auf ihre mögliche Bedeutung als "zentrale Schaltstelle" in der Pathogenese affektiver Erkrankungen hindeuten. In ersten Untersuchungen einer "tiefen Hirnstimulation" (☞ Kap. 8.2.6.) dieser Region zeigten sich antidepressive Effekte.

Manische Phasen

Untersuchungen zur ZNS-Aktivität während manischer Phasen sind spärlicher als jene zur Depression und brachten bisher widersprüchliche, schwer interpretierbare Ergebnisse. Am häufigsten zeigte sich eine Aktivitätsveränderung des frontalen Cortex, speziell auch im ACC, sowie eine verstärkte Reaktion der Amygdala auf emotionale Stimuli. Diese könnte auf eine Verminderung der inhibitorischen Funktion des präfrontalen Cortex zurückzuführen sein (Foland, 2008).

Verarbeitung emotionaler Eindrücke und kognitive Defizite

Funktionelle bildgebende Untersuchungen belegen für bipolare Erkrankungen Störungen der Verarbeitung emotionaler Eindrücke und verschiedene kognitive Defizite. Teilweise überlappen sich diese mit ähnlichen Befunden bei unipolar depressiven und schizophrenen Patienten, teilweise scheinen sie jedoch auch ein spezifisches, für die Gruppe charakteristisches Muster darzustellen. Oft handelt es sich dabei um Defizite in der Interpretation von Gefühlen eines Gegenübers, insbesondere auch von negativen Gefühlen wie Furcht oder Ekel. Des Weiteren können aber auch Störungen des verbalen Gedächtnisses, der Exekutivfunktionen oder der Flexibilität für veränderte Umgebungsbedingungen im Rahmen von Problemlösungsaufgaben *("Set shifting")* auftreten. Diese Störungen finden sich häufig auch in abgeschwächter Form bei nahen Verwandten und treten bereits frühzeitig im Krankheitsverlauf auf, was einen anlagenbedingten Zusammenhang nahelegt. Überdies scheinen sie nicht phasenabhängig zu sein, da sich in vielen Fällen auch während euthymer Perioden Defizite finden.

> Bipolare Patienten können oft Gefühle und Intentionen eines Gegenübers nicht ausreichend interpretieren und verspüren dadurch Verunsicherung. Im ärztlichen Gespräch ist es daher besonders wichtig, sehr genau und detailliert eigene Empfindungen und Absichten auf der verbalen Ebene auszudrücken.

4.4. Chronobiologie

Zahlreiche physiologische Vorgänge unterliegen zeitlichen Schwankungen, die zentral gesteuert werden. Dazu gehört nicht nur der Schlaf-Wach-Rhythmus, sondern auch die Bildung von Hormonen, Neurotransmittern und Zytokinen, wodurch ein wichtiger regulatorischer Einfluss auf fast alle Körperfunktionen besteht. Unter anderem sind davon Immunabwehr, Stoffwechselfunktionen, Körpertemperatur, Nahrungsaufnahme, reproduktive Funktionen und letztlich auch Bereiche wie Affektregulation und Kognition zumindest indirekt betroffen. Beim Menschen liegt die vermutlich wichtigste Schaltstelle und somit eine Art "innere Uhr" für diese biologischen Rhythmen im Bereich der suprachiasmatischen Nuclei (SCN), zwei kleinen, bilateralen Kerngebieten des Hypothalamus (☞ Abb. 4.12). Die Neuronen der SCN zeigen periodisch schwankende Aktivität, die insbesondere für die Steuerung zirkadianer (24-Stunden-) Rhythmen von Bedeutung sind, aber auch einen Einfluss auf physiologische Prozesse mit kürzerer oder längerer Phase haben. Die zelluläre Grundlage der periodischen Aktivitätsschwankungen liegt in mehreren speziellen Uhrwerkgenen *("clock genes")*, welche die eigene Transkription durch ihre Genprodukte beeinflussen können. Durch diesen Mechanismus entsteht ein Anfluten und Abebben der Aktivität, dessen Periode beim Menschen in etwa einem 24-Stunden-Zyklus entspricht und ohne weitere Einflüsse völlig autonom abläuft. Allerdings unterliegen die SCN zahlreichen modulierenden Einflüssen. Einerseits besteht eine bidirektionale Querverbindung zur Glandula pinealis und damit zur Melatoninproduktion, die während der Nachtstunden ohne den hemmenden Einfluss von Licht ihren Höhepunkt erreicht und auch saisonalen Schwankungen unterliegt. Melatonin selbst hat wiederum regulatorischen Einfluss auf die SCN. Andererseits gibt es auch direkte Verbindungen zum Tractus opticus, und damit zu einem wichtigen externen Einfluss: Licht. Dieses bewirkt zusammen mit anderen Zeitgebern wie Temperatur und sozialen Interaktionen eine ständige und notwendige Synchronisierung der inneren Uhr und sichert damit die regelrechte Funktion zahlreicher Körperfunktionen. Ohne den Einfluss dieser zusätzlichen internen und externen Modulatoren käme es zu einer Desynchronisation und damit Fehlfunktion der inneren Uhr.

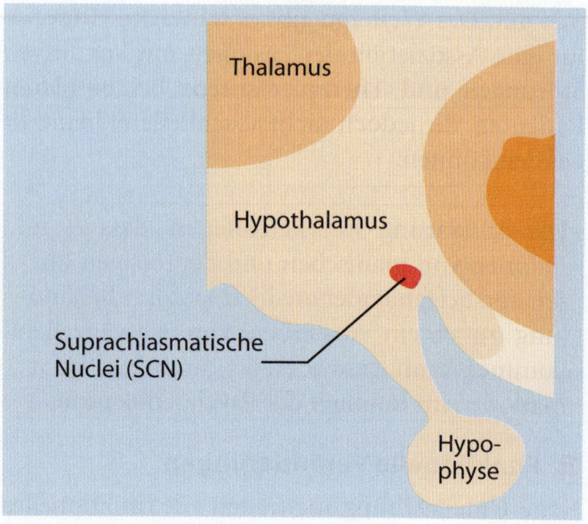

Abb. 4.12: Die suprachiasmatischen Nuclei (SCN) sind der Sitz der "inneren Uhr" und eine zentrale Schaltstelle für Biorhythmen.

■ Biorhythmusstörungen und Saisonalität bei bipolaren Erkrankungen

Es ist bekannt, dass im Rahmen affektiver Erkrankungen Störungen des Biorhythmus auftreten. Die Hypothese einer komplexen Fehlregulation der chronobiologischen Steuerung als mögliche zentrale Ursache bipolarer Erkrankungen erlaubt es, eine gemeinsame theoretische Erklärung für verschiedene bekannte pathologische Veränderungen aus den Bereichen der Neurotransmission, Endokrinologie und Immunologie zu formulieren und eine Grundlage für den bisher noch wenig verstandenen zyklischen Verlauf anzubieten. Es gibt Hinweise für eine Verkürzung und größere Instabilität der zirkadianen Periode mit messbaren Auswirkungen wie einer verkürzten REM-Schlaflatenz, pathologischen veränderten endokrinologischen Sekretionsprofilen oder gestörter Temperaturregulation im Rahmen bipolarer Erkrankungen.

Klar ist auch, dass durch äußere Faktoren mit destabilisierenden Eigenschaften auf zirkadiane Rhythmen der Erkrankungsverlauf ungünstig beeinflusst werden kann. Insbesondere gilt das für Störungen des Schlaf-Wach-Rhythmus. Schlafentzug, der gelegentlich auch therapeutisch als antidepressiv wirksame Maßnahme eingesetzt wird, kann bei bipolaren Patienten manische Phasen auslösen. Allgemein gilt eine stabile, regelmäßige Lebensführung mit besonderer Rücksicht auf ungestörte Biorhythmen als eine der wichtigsten Grundlagen für einen langfristig günstigen Therapieverlauf. Auch saisonale Schwankungen der Inzidenz affektiver Phasen sprechen für Störungen des Biorhythmus als wichtigen pathogenetischen Faktor. So finden sich depressive Episoden tendenziell gehäuft in den Frühlings- und späten Herbstmonaten, wenn die relative Veränderung der Tageslichtdauer am größten ist (Green, 2007). Depressive Episoden scheinen damit besonders leicht durch starke Wechsel der Lichtexpositionsdauer beeinflussbar zu sein, während manische Episoden gehäuft in oder direkt nach Zeiten mit besonders intensiver Lichtexposition auftreten und ihren Gipfel eher in den Sommermonaten haben. Auch für Suizidalität sind bei bipolaren Patienten deutliche saisonale Schwankungen bekannt (☞ Kap. 8.1.8.2.). Die Ursachen für die Fehlsteuerungen chronobiologischer Funktionen und das Ausmaß ihrer Bedeutung für die Pathogenese sind nicht ausreichend bekannt, es gibt jedoch Hinweise für eine Assoziation verschiedener veränderter Uhrwerkgene mit bipolaren Erkrankungen. In einem Tiermodell zeigte sich, dass die Ausschaltung eines spezifischen Uhrwerkgens zu Manie-artigem Verhalten bei Mäusen führte und durch Lithium behandelbar war (Roybal, 2007). Viele erfolgreiche Therapiemaßnahmen scheinen unter anderem über Angriffspunkte an der chronobiologischen Steuerung zu wirken: Lithium führt zu einer Verlängerung der zirkadianen Periode und vermindert die Lichtempfindlichkeit der Melatoninbildung. Dieser Effekt konnte auch für Valproinsäure gezeigt werden. Die Wirksamkeit von Schlafentzug und Licht-Therapie können ebenso mit chronobiologischen Mechanismen gut erklärt werden und moderne Psychotherapiemethoden wie die Interpersonelle Sozialrhythmustherapie (☞ Kap. 9.3.2.) fokussieren unter anderem auf eine Stabilisierung der Biorhythmik.

> Eine regelmäßige Lebensgestaltung mit ungestörtem Biorhythmus (Ruhen, Wachen, Essen, Arbeiten, Sozialkontakte) ist einer der wichtigsten Stabilisatoren bei bipolarer Erkrankung.

4.5. Literatur

Altshuler LL, Curran JG, Hauser P, Mintz J, Denicoff K, Post R, 1995. T2 hyperintensities in bipolar disorder: magnetic resonance imaging comparison and literature meta-analysis. Am. J. Psychiatry 152: 1139-1144.

Arnold LM, Russell IJ, Diri EW, Duan WR, Young JP, Jr., Sharma U, Martin SA, Barrett JA, Haig G, 2008. A 14-week, Randomized, Double-Blinded, Placebo-Controlled Monotherapy Trial of Pregabalin in Patients With Fibromyalgia. J. Pain.

Arnone D, McIntosh AM, Chandra P, Ebmeier KP, 2008. Meta-analysis of magnetic resonance imaging studies of the corpus callosum in bipolar disorder. Acta Psychiatr. Scand. 118: 357-362.

Bachmann RF, Wang Y, Yuan P, Zhou R, Li X, Alesci S, Du J, Manji HK, 2009. Common effects of lithium and valproate on mitochondrial functions: protection against methamphetamine-induced mitochondrial damage. Int. J. Neuropsychopharmacol.: 1-18.

Bass NJ, Datta SR, McQuillin A, Puri V, Choudhury K, Thirumalai S, Lawrence J, Quested D, Pimm J, Curtis D, Gurling HM, 2009. Evidence for the association of the DAOA (G72) gene with schizophrenia and bipolar disorder but not for the association of the DAO gene with schizophrenia. Behav. Brain Funct. 5: 28.

Bellivier F, Henry C, Szoke A, Schurhoff F, Nosten-Bertrand M, Feingold J, Launay JM, Leboyer M, Laplanche JL, 1998. Serotonin transporter gene polymorphisms in patients with unipolar or bipolar depression. Neurosci. Lett. 255: 143-146.

Bellivier F, Leroux M, Henry C, Rayah F, Rouillon F, Laplanche JL, Leboyer M, 2002. Serotonin transporter gene polymorphism influences age at onset in patients with bipolar affective disorder. Neurosci. Lett. 334: 17-20.

Benedetti F, Bernasconi A, Lorenzi C, Pontiggia A, Serretti A, Colombo C, Smeraldi E, 2004. A single nucleotide polymorphism in glycogen synthase kinase 3-beta promoter gene influences onset of illness in patients affected by bipolar disorder. Neurosci. Lett. 355: 37-40.

Bonnier B, Gorwood P, Hamon M, Sarfati Y, Boni C, Hardy-Bayle MC, 2002. Association of 5-HT(2A) receptor gene polymorphism with major affective disorders: the case of a subgroup of bipolar disorder with low suicide risk. Biol. Psychiatry 51: 762-765.

Borglum AD, Kirov G, Craddock N, Mors O, Muir W, Murray V, McKee I, Collier DA, Ewald H, Owen MJ, Blackwood D, Kruse TA, 2003. Possible parent-of-origin effect of Dopa decarboxylase in susceptibility to bipolar affective disorder. Am. J. Med. Genet. B Neuropsychiatr. Genet. 117B: 18-22.

Chee IS, Lee SW, Kim JL, Wang SK, Shin YO, Shin SC, Lee YH, Hwang HM, Lim MR, 2001. 5-HT2A receptor gene promoter polymorphism -1438A/G and bipolar disorder. Psychiatr. Genet. 11: 111-114.

Collier DA, Arranz MJ, Sham P, Battersby S, Vallada H, Gill P, Aitchison KJ, Sodhi M, Li T, Roberts GW, Smith B, Morton J, Murray RM, Smith D, Kirov G, 1996a. The serotonin transporter is a potential susceptibility factor for bipolar affective disorder. Neuroreport 7: 1675-1679.

Collier DA, Arranz MJ, Sham P, Battersby S, Vallada H, Gill P, Aitchison KJ, Sodhi M, Li T, Roberts GW, Smith B, Morton J, Murray RM, Smith D, Kirov G, 1996b. The serotonin transporter is a potential susceptibility factor for bipolar affective disorder. Neuroreport 7: 1675-1679.

Drevets WC, Savitz J, Trimble M, 2008. The subgenual anterior cingulate cortex in mood disorders. CNS. Spectr. 13: 663-681.

Elkis H, Friedman L, Wise A, Meltzer HY, 1995. Meta-analyses of studies of ventricular enlargement and cortical sulcal prominence in mood disorders. Comparisons with controls or patients with schizophrenia. Arch. Gen. Psychiatry 52: 735-746.

Escamilla MA, Zavala JM, 2008. Genetics of bipolar disorder. Dialogues. Clin. Neurosci. 10: 141-152.

Etain B, Dumaine A, Mathieu F, Chevalier F, Henry C, Kahn JP, Deshommes J, Bellivier F, Leboyer M, Jamain S, 2009. A SNAP25 promoter variant is associated with early-onset bipolar disorder and a high expression level in brain. Mol. Psychiatry.

Foland LC, Altshuler LL, Bookheimer SY, Eisenberger N, Townsend J, Thompson PM, 2008. Evidence for deficient modulation of amygdala response by prefrontal cortex in bipolar mania. Psychiatry Res. 162: 27-37.

Frye MA, Yatham L, Ketter TA, Goldberg J, Suppes T, Calabrese JR, Bowden CL, Bourne E, Bahn RS, Adams B, 2009. Depressive relapse during lithium treatment associated with increased serum thyroid-stimulating hormone: results from two placebo-controlled bipolar I maintenance studies. Acta Psychiatr. Scand.

Georgieva L, Dimitrova A, Ivanov D, Nikolov I, Williams NM, Grozeva D, Zaharieva I, Toncheva D, Owen MJ, Kirov G, O'Donovan MC, 2008. Support for neuregulin 1 as a susceptibility gene for bipolar disorder and schizophrenia. Biol. Psychiatry 64: 419-427.

Goes FS, Willour VL, Zandi PP, Belmonte PL, Mac Kinnon DF, Mondimore FM, Schweizer B, Gershon ES, McMahon FJ, Potash JB, 2009. Family-based association study of Neuregulin 1 with psychotic bipolar disorder. Am. J. Med. Genet. B Neuropsychiatr. Genet. 150B: 693-702.

Goodwin & Jamison, "Manic Depressive Illness", 2nd Edition, 2007. Oxford University Press, 413-422

Gratacos M, Costas J, de Cid R, Bayes M, Gonzalez JR, Baca-Garcia E, de Diego Y, Fernandez-Aranda F, Fernandez-Piqueras J, Guitart M, Martin-Santos R, Martorell L, Menchon JM, Roca M, Saiz-Ruiz J, Sanjuan J, Torrens M, Urretavizcaya M, Valero J, Vilella E, Estivill X, Carracedo A, 2008. Identification of new putative susceptibility genes for several psychiatric disorders by association analysis of regulatory and non-synonymous SNPs of 306 genes involved in neurotransmission and neurodevelopment. Am. J. Med. Genet. B Neuropsychiatr. Genet.

Green MJ, Cahill CM, Malhi GS, 2007. The cognitive and neurophysiological basis of emotion dysregulation in bipolar disorder. J. Affect. Disord. 103: 29-42.

Grover D, Verma R, Goes FS, Mahon PL, Gershon ES, McMahon FJ, Potash JB, 2009. Family-based association of YWHAH in psychotic bipolar disorder. Am. J. Med. Genet. B Neuropsychiatr. Genet.

Hajek T, Kopecek M, Kozeny J, Gunde E, Alda M, Hoschl C, 2009. Amygdala volumes in mood disorders—meta-analysis of magnetic resonance volumetry studies. J. Affect. Disord. 115: 395-410.

Harrison PJ, 2002. The neuropathology of primary mood disorder. Brain 125: 1428-1449.

Kakiuchi C, Iwamoto K, Ishiwata M, Bundo M, Kasahara T, Kusumi I, Tsujita T, Okazaki Y, Nanko S, Kunugi H, Sasaki T, Kato T, 2003. Impaired feedback regulation of XBP1 as a genetic risk factor for bipolar disorder. Nat. Genet. 35: 171-175.

Kato T, 2001. DNA polymorphisms and bipolar disorder. Am. J. Psychiatry 158: 1169-1170.

Kato T, Kunugi H, Nanko S, Kato N, 2001. Mitochondrial DNA polymorphisms in bipolar disorder. J. Affect. Disord. 62: 151-164.

Kauer-Sant'Anna M, Kapczinski F, Andreazza AC, Bond DJ, Lam RW, Young LT, Yatham LN, 2009. Brain-derived neurotrophic factor and inflammatory markers in patients with early- vs. late-stage bipolar disorder. Int. J. Neuropsychopharmacol. 12: 447-458.

Kawada Y, Hattori M, Dai XY, Nanko S, 1995. Possible association between monoamine oxidase A gene and bipolar affective disorder. Am. J. Hum. Genet. 56: 335-336.

Kirov G, Rees M, Jones I, MacCandless F, Owen MJ, Craddock N, 1999. Bipolar disorder and the serotonin transporter gene: a family-based association study. Psychol. Med. 29: 1249-1254.

Konradi C, Eaton M, MacDonald ML, Walsh J, Benes FM, Heckers S, 2004. Molecular evidence for mitochondrial dysfunction in bipolar disorder. Arch. Gen. Psychiatry 61: 300-308.

Kornberg JR, Brown JL, Sadovnick AD, Remick RA, Keck PE, Jr., McElroy SL, Rapaport MH, Thompson PM, Kaul JB, Vrabel CM, Schommer SC, Wilson T, Pizzuco D, Jameson S, Schibuk L, Kelsoe JR, 2000. Evaluating the parent-of-origin effect in bipolar affective disorder. Is a more penetrant subtype transmitted paternally? J. Affect. Disord. 59: 183-192.

Kunugi H, Hattori M, Kato T, Tatsumi M, Sakai T, Sasaki T, Hirose T, Nanko S, 1997. Serotonin transporter gene polymorphisms: ethnic difference and possible association with bipolar affective disorder. Mol. Psychiatry 2: 457-462.

Lan MJ, McLoughlin GA, Griffin JL, Tsang TM, Huang JT, Yuan P, Manji H, Holmes E, Bahn S, 2009a. Metabonomic analysis identifies molecular changes associated with the pathophysiology and drug treatment of bipolar disorder. Mol. Psychiatry 14: 269-279.

Lan MJ, McLoughlin GA, Griffin JL, Tsang TM, Huang JT, Yuan P, Manji H, Holmes E, Bahn S, 2009b. Metabonomic analysis identifies molecular changes associated with the pathophysiology and drug treatment of bipolar disorder. Mol. Psychiatry 14: 269-279.

Leboyer M, Malafosse A, Boularand S, Campion D, Gheysen F, Samolyk D, Henriksson B, Denise E, des LA, Lepine JP, 1990. Tyrosine hydroxylase polymorphisms associated with manic-depressive illness. Lancet 335: 1219.

Lerer B, Macciardi F, Segman RH, Adolfsson R, Blackwood D, Blairy S, Del Favero J, Dikeos DG, Kaneva R, Lilli R, Massat I, Milanova V, Muir W, Noethen M, Oruc L, Petrova T, Papadimitriou GN, Rietschel M, Serretti A, Souery D, Van Gestel S, Van Broeckhoven C, Mendlewicz J, 2001. Variability of 5-HT2C receptor cys23ser polymorphism among European populations and vulnerability to affective disorder. Mol. Psychiatry 6: 579-585.

Li T, Vallada H, Curtis D, Arranz M, Xu K, Cai G, Deng H, Liu J, Murray R, Liu X, Collier DA, 1997. Catechol-O-methyltransferase Val158Met polymorphism: frequency analysis in Han Chinese subjects and allelic association of the low activity allele with bipolar affective disorder. Pharmacogenetics 7: 349-353.

Lim LC, Powell J, Sham P, Castle D, Hunt N, Murray R, Gill M, 1995. Evidence for a genetic association between alleles of monoamine oxidase A gene and bipolar affective disorder. Am. J. Med. Genet. 60: 325-331.

Lin S, Jiang S, Wu X, Qian Y, Wang D, Tang G, Gu N, 2000. Association analysis between mood disorder and monoamine oxidase gene. Am. J. Med. Genet. 96: 12-14.

Maeda K, Nwulia E, Chang J, Balkissoon R, Ishizuka K, Chen H, Zandi P, McInnis MG, Sawa A, 2006. Differential expression of disrupted-in-schizophrenia (DISC1) in bipolar disorder. Biol. Psychiatry 60: 929-935.

Mansour HA, Wood J, Logue T, Chowdari KV, Dayal M, Kupfer DJ, Monk TH, Devlin B, Nimgaonkar VL, 2006. Association study of eight circadian genes with bipolar I disorder, schizoaffective disorder and schizophrenia. Genes Brain Behav. 5: 150-157.

Massat I, Souery D, Del Favero J, Oruc L, Noethen MM, Blackwood D, Thomson M, Muir W, Papadimitriou GN, Dikeos DG, Kaneva R, Serretti A, Lilli R, Smeraldi E, Jakovljevic M, Folnegovic V, Rietschel M, Milanova V, Valente F, Van Broeckhoven C, Mendlewicz J, 2002a. Excess of allele1 for alpha3 subunit GABA receptor gene (GABRA3) in bipolar patients: a multicentric association study. Mol. Psychiatry 7: 201-207.

Massat I, Souery D, Del Favero J, Van Gestel S, Serretti A, Macciardi F, Smeraldi E, Kaneva R, Adolfsson R, Nylander PO, Blackwood D, Muir W, Papadimitriou GN, Dikeos D, Oruc L, Segman RH, Ivezic S, Aschauer H, Ackenheil M, Fuchshuber S, Dam H, Jakovljevic M, Peltonen L, Hilger C, Hentges F, Staner L, Milanova V, Jazin E, Lerer B, Van Broeckhoven C, Mendlewicz J, 2002b. Positive association of dopamine D2 receptor polymorphism with bipolar affective disorder in a European Multicenter Association Study of affective disorders. Am. J. Med. Genet. 114: 177-185.

McDonald C, Zanelli J, Rabe-Hesketh S, Ellison-Wright I, Sham P, Kalidindi S, Murray RM, Kennedy N, 2004. Meta-analysis of magnetic resonance imaging brain morphometry studies in bipolar disorder. Biol. Psychiatry 56: 411-417.

McInnis MG, Lan TH, Willour VL, McMahon FJ, Simpson SG, Addington AM, MacKinnon DF, Potash JB, Mahoney AT, Chellis J, Huo Y, Swift-Scanlan T, Chen H, Koskela R, Stine OC, Jamison KR, Holmans P, Folstein SE, Ranade K, Friddle C, Botstein D, Marr T, Beaty TH, Zandi P, DePaulo JR, 2003. Genome-wide scan of bipolar disorder in 65 pedigrees: supportive evidence for linkage at 8q24, 18q22, 4q32, 2p12, and 13q12. Mol. Psychiatry 8: 288-298.

Meloni R, Leboyer M, Bellivier F, Barbe B, Samolyk D, Allilaire JF, Mallet J, 1995. Association of manic-depressive illness with tyrosine hydroxylase microsatellite marker. Lancet 345: 932.

Muglia P, Petronis A, Mundo E, Lander S, Cate T, Kennedy JL, 2002. Dopamine D4 receptor and tyrosine hydroxylase genes in bipolar disorder: evidence for a role of DRD4. Mol. Psychiatry 7: 860-866.

Myint AM, Kim YK, Verkerk R, Scharpe S, Steinbusch H, Leonard B, 2007. Kynurenine pathway in major depression: evidence of impaired neuroprotection. J. Affect. Disord. 98: 143-151.

Mynett-Johnson LA, Murphy VE, Claffey E, Shields DC, McKeon P, 1998. Preliminary evidence of an association between bipolar disorder in females and the catechol-O-methyltransferase gene. Psychiatr. Genet. 8: 221-225.

Nery FG, Monkul ES, Hatch JP, Fonseca M, Zunta-Soares GB, Frey BN, Bowden CL, Soares JC, 2008. Celecoxib as an adjunct in the treatment of depressive or mixed episodes of bipolar disorder: a double-blind, randomized, placebo-controlled study. Hum. Psychopharmacol. 23: 87-94.

Neves-Pereira M, Mundo E, Muglia P, King N, Macciardi F, Kennedy JL, 2002. The brain-derived neurotrophic factor gene confers susceptibility to bipolar disorder: evidence from a family-based association study. Am. J. Hum. Genet. 71: 651-655.

Niesler B, Flohr T, Nothen MM, Fischer C, Rietschel M, Franzek E, Albus M, Propping P, Rappold GA, 2001. Association between the 5' UTR variant C178T of the serotonin receptor gene HTR3A and bipolar affective disorder. Pharmacogenetics 11: 471-475.

Nievergelt CM, Kripke DF, Barrett TB, Burg E, Remick RA, Sadovnick AD, McElroy SL, Keck PE, Jr., Schork NJ, Kelsoe JR, 2006. Suggestive evidence for association of the circadian genes PERIOD3 and ARNTL with bipolar disorder. Am. J. Med. Genet. B Neuropsychiatr. Genet. 141B: 234-241.

Ohtsuki T, Ishiguro H, Detera-Wadleigh SD, Toyota T, Shimizu H, Yamada K, Yoshitsugu K, Hattori E, Yoshikawa T, Arinami T, 2002. Association between serotonin 4 receptor gene polymorphisms and bipolar disorder in Japanese case-control samples and the NIMH Genetics Initiative Bipolar Pedigrees. Mol. Psychiatry 7: 954-961.

Papadimitriou GN, Dikeos DG, Karadima G, Avramopoulos D, Daskalopoulou EG, Stefanis CN, 2001. GABA-A receptor beta3 and alpha5 subunit gene cluster on chromosome 15q11-q13 and bipolar disorder: a genetic association study. Am. J. Med. Genet. 105: 317-320.

Papiol S, Rosa A, Gutierrez B, Martin B, Salgado P, Catalan R, Arias B, Fananas L, 2004. Interleukin-1 cluster is associated with genetic risk for schizophrenia and bipolar disorder. J. Med. Genet. 41: 219-223.

Perez dC, I, Santos J, Torres P, Visedo G, Saiz-Ruiz J, Llinares C, Fernandez-Piqueras J, 1995. A weak association between TH and DRD2 genes and bipolar affective disorder in a Spanish sample. J. Med. Genet. 32: 131-134.

Prata D, Breen G, Osborne S, Munro J, St Clair D, Collier D, 2008. Association of DAO and G72(DAOA)/G30 genes with bipolar affective disorder. Am. J. Med. Genet. B Neuropsychiatr. Genet. 147B: 914-917.

Prata DP, Breen G, Osborne S, Munro J, St Clair D, Collier DA, 2009. An association study of the neuregulin 1 gene, bipolar affective disorder and psychosis. Psychiatr. Genet. 19: 113-116.

Puertollano R, Visedo G, Zapata C, Fernandez-Piqueras J, 1997. A study of genetic association between manic-depressive illness and a highly polymorphic marker from the GABRbeta-1 gene. Am. J. Med. Genet. 74: 342-344.

Rees M, Norton N, Jones I, McCandless F, Scourfield J, Holmans P, Moorhead S, Feldman E, Sadler S, Cole T, Redman K, Farmer A, McGuffin P, Owen MJ, Craddock N, 1997. Association studies of bipolar disorder at the human serotonin transporter gene (hSERT; 5HTT). Mol. Psychiatry 2: 398-402.

Rosa A, Picchioni MM, Kalidindi S, Loat CS, Knight J, Toulopoulou T, Vonk R, van der Schot AC, Nolen W, Kahn RS, McGuffin P, Murray RM, Craig IW, 2008. Differential methylation of the X-chromosome is a possible source of discordance for bipolar disorder female monozygotic twins. Am. J. Med. Genet. B Neuropsychiatr. Genet. 147B: 459-462.

Roybal K, Theobold D, Graham A, DiNieri JA, Russo SJ, Krishnan V, Chakravarty S, Peevey J, Oehrlein N, Birnbaum S, Vitaterna MH, Orsulak P, Takahashi JS, Nestler EJ, Carlezon WA, Jr., McClung CA, 2007. Mania-like behavior induced by disruption of CLOCK. Proc. Natl. Acad. Sci. U. S. A 104: 6406-6411.

Rubinsztein DC, Leggo J, Goodburn S, Walsh C, Jain S, Paykel ES, 1996. Genetic association between monoamine oxidase A microsatellite and RFLP alleles and bipolar affective disorder: analysis and meta-analysis. Hum. Mol. Genet. 5: 779-782.

Schosser A, Gaysina D, Cohen-Woods S, Chow PC, Martucci L, Craddock N, Farmer A, Korszun A, Gunasinghe C, Gray J, Jones L, Tozzi F, Perry J, Muglia P, Owen MJ, Craig IW, McGuffin P, 2009. Association of DISC1 and TSNAX genes and affective disorders in the depression case-control (DeCC) and bipolar affective case-control (BACCS) studies. Mol. Psychiatry.

Schulze TG, Chen YS, Badner JA, McInnis MG, DePaulo JR, Jr., McMahon FJ, 2003. Additional, physically ordered markers increase linkage signal for bipolar disorder on chromosome 18q22. Biol. Psychiatry 53: 239-243.

Schulze TG, Detera-Wadleigh SD, Akula N, Gupta A, Kassem L, Steele J, Pearl J, Strohmaier J, Breuer R, Schwarz M, Propping P, Nothen MM, Cichon S, Schumacher J, Rietschel M, McMahon FJ, 2009. Two variants in Ankyrin 3 (ANK3) are independent genetic risk factors for bipolar disorder. Mol. Psychiatry 14: 487-491.

Sjoholt G, Ebstein RP, Lie RT, Berle JO, Mallet J, Deleuze JF, Levinson DF, Laurent C, Mujahed M, Bannoura I, Murad I, Molven A, Steen VM, 2004. Examination of IMPA1 and IMPA2 genes in manic-depressive patients: association between IMPA2 promoter polymorphisms and bipolar disorder. Mol. Psychiatry 9: 621-629.

Sklar P, Gabriel SB, McInnis MG, Bennett P, Lim YM, Tsan G, Schaffner S, Kirov G, Jones I, Owen M, Craddock N, DePaulo JR, Lander ES, 2002. Family-based association study of 76 candidate genes in bipolar disorder: BDNF is a potential risk locus. Brain-derived neutrophic factor. Mol. Psychiatry 7: 579-593.

Sullivan GM, Ogden RT, Oquendo MA, Kumar JS, Simpson N, Huang YY, Mann JJ, Parsey RV, 2009. Positron Emission Tomography Quantification of Serotonin-1A Receptor Binding in Medication-Free Bipolar Depression. Biol. Psychiatry.

Thomson PA, Christoforou A, Morris SW, Adie E, Pickard BS, Porteous DJ, Muir WJ, Blackwood DH, Evans KL, 2007. Association of Neuregulin 1 with schizophrenia and bipolar disorder in a second cohort from the Scottish population. Mol. Psychiatry 12: 94-104.

Vogt IR, Shimron-Abarbanell D, Neidt H, Erdmann J, Cichon S, Schulze TG, Muller DJ, Maier W, Albus M, Borrmann-Hassenbach M, Knapp M, Rietschel M, Propping P, Nothen MM, 2000. Investigation of the human serotonin 6 [5-HT6] receptor gene in bipolar affective disorder and schizophrenia. Am. J. Med. Genet. 96: 217-221.

Wang F, Kalmar JH, Edmiston E, Chepenik LG, Bhagwagar Z, Spencer L, Pittman B, Jackowski M, Papademetris X, Constable RT, Blumberg HP, 2008. Abnormal corpus callosum integrity in bipolar disorder: a diffusion tensor imaging study. Biol. Psychiatry 64: 730-733.

Washizuka S, Iwamoto K, Kazuno AA, Kakiuchi C, Mori K, Kametani M, Yamada K, Kunugi H, Tajima O, Akiyama T, Nanko S, Yoshikawa T, Kato T, 2004. Association of mitochondrial complex I subunit gene NDUFV2 at 18p11 with bipolar disorder in Japanese and the National Institute of Mental Health pedigrees. Biol. Psychiatry 56: 483-489.

Willour VL, Chen H, Toolan J, Belmonte P, Cutler DJ, Goes FS, Zandi PP, Lee RS, MacKinnon DF, Mondimore FM, Schweizer B, DePaulo JR, Jr., Gershon ES, McMahon FJ, Potash JB, 2009. Family-based association of FKBP5 in bipolar disorder. Mol. Psychiatry 14: 261-268.

Xu C, Li PP, Kennedy JL, Green M, Hughes B, Cooke RG, Parikh SV, Warsh JJ, 2008. Further support for association of the mitochondrial complex I subunit gene NDUFV2 with bipolar disorder. Bipolar. Disord. 10: 105-110.

Young AH, Gallagher P, Watson S, Del-Estal D, Owen BM, Ferrier IN, 2004. Improvements in neurocognitive function and mood following adjunctive treatment with mifepristone (RU-486) in bipolar disorder. Neuropsychopharmacology 29: 1538-1545.

Zhang J, Li X, Wang Y, Ji J, Yang F, Feng G, Wan P, Lindpaintner K, He L, He G, 2009. Association study on the mitochondrial gene NDUFV2 and bipolar disorder in the Chinese Han population. J. Neural Transm. 116: 357-361.

Klinische Präsentation

5. Klinische Präsentation

5.1. Prodromalsymptomatik

Der eindeutigen Manifestation bipolarer Erkrankungen geht häufig ein Prodromalstadium voraus, das durch zahlreiche unspezifische Symptome gekennzeichnet sein kann. In manchen Fällen können Anzeichen schon in der Kindheit auftreten, typischer sind jedoch erste Veränderungen in der Jugend und Adoleszenz. Diese können Konzentrationsstörungen und erhöhte Irritabilität umfassen und daher schwer von ADHS zu unterscheiden sein (☞ Kap. 6.3.). Auch Angst- und Panikattacken treten nicht selten schon vor affektiven Symptomen auf. In vielen Fällen besteht eine ähnliche Symptomatik wie bei einer prodromalen Schizophrenie, was eine gewisse Verwandtschaft zwischen beiden Erkrankungen impliziert (☞ Kap. 6.1.). Prodromale Symptome können der Erstmanifestation viele Jahre vorausgehen. Im Median wird die erste volle Episode um das 20. bis 25. Lebensjahr klinisch manifest. Am nordamerikanischen Kontinent werden bipolare Erkrankungen durchschnittlich schon in jüngeren Jahren diagnostiziert als in Europa. Es ist derzeit unklar, ob es sich tatsächlich um Verlaufsunterschiede handelt, die möglicherweise auf genetischen Unterschieden beruhen, oder ob in der klinischen Praxis andere "Diagnoseschwellen" zur Anwendung kommen (Post, 2008). Wenn eine charakteristische bipolare Symptomatik schon in jungen Jahren auftritt, ist sie klinisch oft durch verhältnismäßig kurze und häufige hypomane Phasen sowie hohe Komorbidität gekennzeichnet. Insbesondere das Risiko zur Entwicklung einer Alkohol- oder Substanzabhängigkeit ist in dieser Patientengruppe deutlich erhöht (Perlis, 2004).

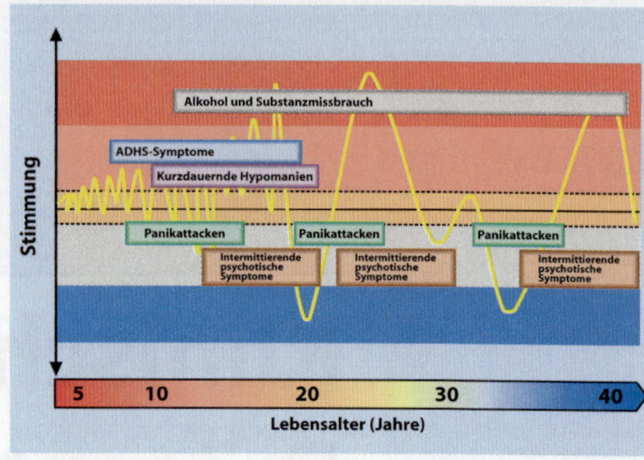

Abb. 5.1: Charakteristische Entwicklung und Prodromalsymptomatik bei frühmanifesten bipolaren Erkrankungen im Lebensverlauf.

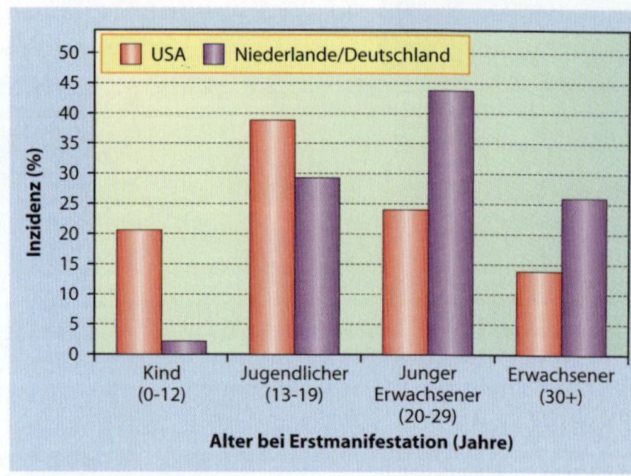

Abb. 5.2: Niedrigeres Alter der diagnostizierten Erstmanifestation in den USA im Vergleich zu Europa. Modifiziert nach Post (2008).

Auslösefaktoren und das "Kindling"-Modell

Ausgehend von der Beobachtung, dass bei vielen bipolaren Patienten im Verlauf der Erkrankung die affektiven Phasen häufiger und die stabilen Intervalle kürzer werden, wurde die Kindling-Hypothese erstellt. Demnach würde jede neue affektive Phase zu einer immer stärker werdenden Sensitivierung führen und die Schwelle für die Auslösung zukünftiger Phasen kontinuierlich senken. Neuere Untersuchungen konnten allerdings einen derartigen Effekt nicht konsistent oder nur in Subgruppen bipolarer Patienten finden. Es gibt jedoch Hinweise dafür, dass im frühen Verlauf der Erkrankung der Beginn einer neuen Phase stärker mit Auslösefaktoren wie positiven oder negativen

Life-Events assoziiert ist als nach langjähriger Erkrankung mit vielen abgelaufenen Phasen. Besondere Belastungsfaktoren finden sich zwar in zahlreichen Fällen einer affektiven Episode vorausgehend, können jedoch ebenso gut auch fehlen.

5.2. Manische Phasen

Frühwarnzeichen

In manchen Fällen setzen manische Phasen abrupt ein. Oft gehen ihnen jedoch Symptome voraus, die "Frühwarnzeichen" genannt werden. Diskrete Änderungen des Verhaltens, der Sprechgeschwindigkeit und sozialen Interaktion oder auch äußere Anzeichen wie neue ungewohnte Kleidung, Frisur oder das Tragen von auffälligem Schmuck und Make-up können eine beginnende Manie ankündigen.

- Schlafstörung/vermindertes Schlafbedürfnis
- Appetitveränderungen, Veränderungen der Essgewohnheiten
- Vermehrte soziale Interaktion, verstärktes Mitteilungsbedürfnis
- Ungeduld, Unruhe, Pläneschmieden
- Veränderte Bekleidung, Haarschnitt, Make-up

Tab. 5.1: Frühwarnzeichen der Manie.

Hypomanie

Bleiben manische Symptome verhältnismäßig gering ausgeprägt, sodass die normale Funktion in Beruf und Alltag nicht stark beeinträchtigt ist, spricht man von einer Hypomanie. Während hypomaner Phasen können unter Umständen sogar große, zum Teil exzeptionelle Leistungen vollbracht werden. Kreativität und Produktivität sind dann gesteigert, die Wach- und Arbeitszeit verlängert und das Befinden "großartig". Rückblickend besteht bei bipolaren Patienten oft eine Sehnsucht nach diesem als "ideal" empfundenen Zustand, was ein möglicher Faktor für mangelhafte Therapieadhärenz sein kann.

Manie

Manische Episoden können sich klinisch unterschiedlich präsentieren. Typischerweise geht eine Manie nicht nur mit einer pathologischen Auslenkung der Stimmung einher, sondern verändert auch Vitalität, Antrieb, Denken und Empfinden (☞ Tab. 5.2).

Stimmung	Pathologisch gehoben
Vitalität	Gesteigerte Lebensfreude, Kreativität, Libido
Antrieb	Gesteigert bis hin zur völligen Ruhelosigkeit
Denken	• Formale Denkstörungen: beschleunigter Gedankenductus bis hin zu Gedankenrasen und Inkohärenz • Inhaltliche Denkstörungen (Wahn)
Sprache	Logorrhoe bis hin zu "Wortsalat"
Sensorium	Gesteigerte, intensive Sinneseindrücke, Halluzinationen

Tab. 5.2: Klinische Veränderungen im Rahmen einer manischen Episode.

Einige charakteristische Grundtypen können beschrieben werden, im klinischen Alltag sind Mischformen jedoch eher die Regel.

▶ Euphorische Manie

Bei der euphorischen Manie stehen das absolute Glücksgefühl und große Heiterkeit bis hin zu unermüdlichen Lachanfällen im Vordergrund der Symptomatik. Häufig werden große Anschaffungen getätigt, Pläne geschmiedet und Schulden eingegangen.

▶ Dysphorische Manie

Gereizte Stimmung, üble Laune und Aggressivität bestimmen das Bild der dysphorischen Manie. Es wird die offene Konfrontation mit anderen Personen gesucht, hart kritisiert und Streit an vielen Fronten gleichzeitig begonnen. In manchen Fällen kommt es auch zu physischer Aggression und Gewalttaten.

▶ "Verworrene Manie"

Wenn der Gedankenductus sehr stark beschleunigt ist und zahlreiche formale Denkstörungen bestehen, resultiert ein Zerfall der Sprache bis hin zur völligen Unverständlichkeit. Auch die Orientierung ist oft beeinträchtigt, während die affektive Symptomatik im Hintergrund bleibt. Das klinische Bild kann dann eventuell mit einem deliranten Zustand oder einer Erkrankung aus dem schizophrenen Formenkreis verwechselt werden. Die "verworrene Manie" ist kein klassifizierbarer Verlaufstyp, wird jedoch im deutschen Sprachraum gelegentlich als klinisch-deskriptiver Begriff verwendet.

▶ Manie mit psychotischen Symptomen

Halluzinationen und Wahn sind häufige Symptome manischer Episoden. Passend zur gehobenen Grundstimmung (stimmungskongruent) können phantastische Größenideen auftreten. Nicht selten sind jedoch auch stimmungsinkongruente psychotische Symptome und bizarrer Wahn, welche ebenfalls Verwechslungsmöglichkeiten mit schizophrenen Erkrankungen bieten können.

Unbehandelte Manien können Wochen, aber auch Monate andauern. In diesem Zeitraum kommt es durch die enthemmten Handlungen der Betroffenen oft zu zahlreichen unerfreulichen Konsequenzen. Typische Komplikationen sind in Tab. 5.3 angeführt.

- Verschuldung
- Folgen der sexuellen Enthemmung
  - ungewollte Schwangerschaft
  - sexuell übertragbare Erkrankungen
- Gesetzesübertretungen
  - Verkehrsdelikte
  - Körperverletzungen
  - gefährliche Drohungen
- Soziale Konflikte
  - zerrüttete Partnerschaft und Freundschaften, Trennungen
  - Nachbarschaftsstreitigkeiten
  - Wohnungs- und Arbeitsplatzverlust
- Scham nach dem Abklingen der Phase und Probleme bei der sozialen Wiedereingliederung

Tab. 5.3: Charakteristische Folgekomplikationen manischer Phasen.

Für manche Ereignisse und Zeitstrecken, oder auch die Dauer der gesamten Phase können nach dem Abklingen der Akutsymptomatik eventuell Amnesien bestehen. Scham über in Freundeskreis und Familie, am Arbeitsplatz oder gar in der Öffentlichkeit bekannt gewordene Vorfälle während der Manie erschwert oft die Rückkehr in die ursprüngliche Lebenssituation.

> Die soziale Wiedereingliederung nach einer manischen Phase fällt oft sehr schwer und sollte im Gesamttherapiekonzept wesentlich berücksichtigt werden.

5.3. Gemischte Phasen

Die Inzidenz gemischter Phasen, bei denen depressive und manische Symptome gleichzeitig oder in raschem Wechsel auftreten, ist relativ hoch. Untersuchungen zeigen, dass bei genauer Diagnostik jede dritte "manische" Phase auch depressive Symptome aufweist (Azorin, 2009). Umgekehrt finden sich häufig auch bei primär als "depressiv" eingestuften Patienten diskrete oder klar manische Züge (Goldberg, 2009). So kann beispielsweise depressive Stimmung mit Überaktivität und Rededrang gepaart auftreten, oder manische Stimmung mit Antriebs- und Libidoverlust. In der klinischen Beurteilung wird oft lediglich die Polarität der Stimmung als Kriterium herangezogen und daher eine ungenaue Diagnose gestellt. Gemischte Phasen sind schwerer zu behandeln, zeigen eine längere Dauer, mehr Komplikationen und haben oft ein ungünstigeres *Outcome.*

> Zur genauen Diagnostik darf nicht nur die primäre Richtung der Stimmungsauslenkung beurteilt werden, sondern auch Antrieb, Vitalität und Denken, da sonst leicht gemischte Phasen übersehen werden.

5.4. Bipolare Depression

Bipolare Patienten unterscheiden sich nicht zwingend in der depressiven Symptomatik von unipolar depressiven Patienten. Mögliche Unterschiede werden im Kap. 6.2. besprochen. Für die meisten bipolaren Patienten ist die subjektiv empfundene Last durch depressive Phasen wesentlich höher als durch manische Phasen.

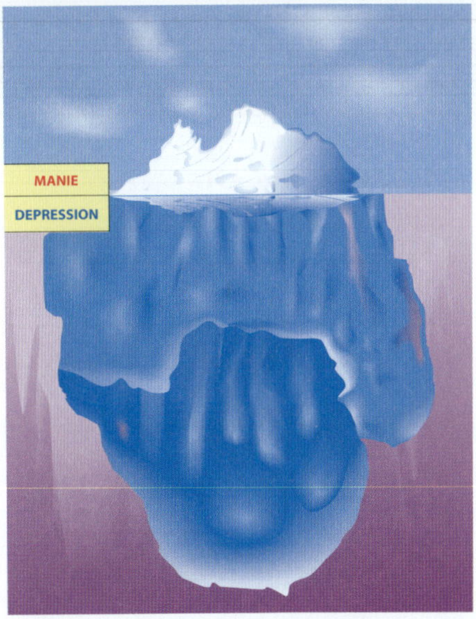

Abb. 5.3: Kernproblem bipolare Depression: subjektiv empfundene Last von Manie und Depression im Rahmen bipolarer Erkrankungen.

Auch objektiv gesehen verbringen sie ungleich mehr Zeit in der Depression, die gerade bei Bipolar-Typ II-Patienten einen erschreckend hohen Anteil an der Gesamtlebenszeit ausmachen kann (Judd, 2003). Die bipolare Depression stellt somit ein echtes Kernproblem in der Behandlung und Prävention dar.

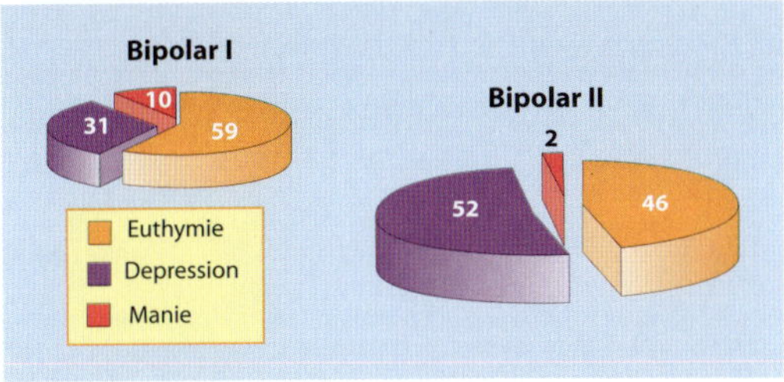

Abb. 5.4: Anteil affektiver Phasen an der Gesamtlebenszeit (%) bei Bipolar-Typ I- und -II-Erkrankungen. Nach Judd (2002).

5.5. Subsyndromale Depression

Viele bipolare Patienten erleben lange Zeitstrecken ohne primär erkennbare affektive Anzeichen der Grunderkrankung und gelten dann als "euthym" und remittiert. Allerdings werden nicht selten subsyndromal depressive Symptome übersehen oder unterbewertet, die jedoch ein wichtiger Risikofaktor für mangelhafte Therapieadhärenz sind und als prognostisch ungünstig gelten (Marangell, 2009). Es ist daher wichtig, auch bei scheinbarer Remission nach diskreten Anzeichen von Depression zu suchen und gegebenenfalls die antidepressive Therapie zu intensivieren.

5.6. Euthymie

Während euthymer Phasen haben sich alle manischen oder depressiven Symptome voll rückgebildet. Neuerdings mehren sich allerdings Hinweise, dass die Erkrankung selbst in Phasen affektiver Stabilität nicht völlig inaktiv ist. So können etwa in vielen Fällen kognitive Beeinträchtigungen auch während euthymer Phasen bestehen bleiben. Diese sind jedoch in der Regel nicht so stark ausgeprägt wie bei schizophrenen Psychosen und scheinen eine partiell andere Ausprägung zu haben (☞ Kap. 4.3.2.).

5.7. "Rapid Cycling"

Unter *Rapid Cycling* (RC) versteht man das Auftreten von vier oder mehr affektiven Phasen innerhalb eines Jahres. Es handelt sich nicht um eine eigene, distinkte Untergruppe bipolarer Erkrankungen, sondern vielmehr um eine Verlaufskomplikation, die bei bis zu 20 % aller Typ I- und Typ II-Erkrankungen auftreten kann und schwer zu behandeln ist (Bauer, 1994). Die meisten Fälle von RC betreffen Frauen. Vereinzelte Betroffene erleben sogar einen wöchentlichen oder tageweisen Phasenwechsel zwischen Depression und Manie, der als *Ultra-* bzw. *Ultra-Ultra-Rapid Cycling* bezeichnet wird.

5.8. Verlauf der Erkrankung und Prognose

Verlauf und Ausgang bipolarer Erkrankungen können individuell sehr stark variieren. Übergänge von subsyndromalen Formen des bipolaren Spektrums in Typ I- oder Typ II-Erkrankungen sind eher häufig. Manche Betroffene erleben insgesamt nur wenige Episoden und Phasen langer Stabilität, die ein hohes Funktionsniveau erlauben. Am anderen Ende der Möglichkeiten finden sich Verläufe mit gehäuften, schnell wechselnden Phasen, die einen enormen negativen Einfluss auf die Lebensqualität haben können (☞ Kap. 3.4.).

5.9. Literatur

Azorin JM, Aubrun E, Bertsch J, Reed C, Gerard S, Lukasiewicz M, 2009. Mixed states vs. pure mania in the French sample of the EMBLEM study: results at baseline and 24 months—European mania in bipolar longitudinal evaluation of medication. BMC. Psychiatry 9: 33.

Bauer MS, Calabrese J, Dunner DL, Post R, Whybrow PC, Gyulai L, Tay LK, Younkin SR, Bynum D, Lavori P, 1994. Multisite data reanalysis of the validity of rapid cycling as a course modifier for bipolar disorder in DSM-IV. Am. J. Psychiatry 151: 506-515.

Goldberg JF, Perlis RH, Bowden CL, Thase ME, Miklowitz DJ, Marangell LB, Calabrese JR, Nierenberg AA, Sachs GS, 2009. Manic symptoms during depressive episodes in 1,380 patients with bipolar disorder: findings from the STEP-BD. Am. J. Psychiatry 166: 173-181.

Judd LL, Akiskal HS, Schettler PJ, Coryell W, Endicott J, Maser JD, Solomon DA, Leon AC, Keller MB, 2003. A prospective investigation of the natural history of the long-term weekly symptomatic status of bipolar II disorder. Arch. Gen. Psychiatry 60: 261-269.

Marangell LB, Dennehy EB, Miyahara S, Wisniewski SR, Bauer MS, Rapaport MH, Allen MH, 2009. The functional impact of subsyndromal depressive symptoms in bipolar disorder: data from STEP-BD. J. Affect. Disord. 114: 58-67.

Perlis RH, Miyahara S, Marangell LB, Wisniewski SR, Ostacher M, DelBello MP, Bowden CL, Sachs GS, Nierenberg AA, 2004. Long-term implications of early onset in bipolar disorder: data from the first 1000 participants in the systematic treatment enhancement program for bipolar disorder (STEP-BD). Biol. Psychiatry 55: 875-881.

Post RM, Luckenbaugh DA, Leverich GS, Altshuler LL, Frye MA, Suppes T, Keck PE, McElroy SL, Nolen WA, Kupka R, Grunze H, Walden J, 2008. Incidence of childhood-onset bipolar illness in the USA and Europe. Br. J. Psychiatry 192: 150-151.

Differenzial-diagnostische Überlegungen und Komorbiditäten

6. Differenzialdiagnostische Überlegungen und Komorbiditäten

Es gibt eine Reihe von Erkrankungen, die in verschiedenen Aspekten Überlappungen mit bipolaren Erkrankungen aufweisen und differenzialdiagnostisch in Betracht gezogen werden müssen. In manchen Fällen ist eine restlose Abgrenzung nicht möglich. Überdies sind Komorbiditäten bei bipolaren Erkrankungen die Regel, und nicht die Ausnahme. Ihre Erkennung und Behandlung ist entscheidend für den Therapieerfolg.

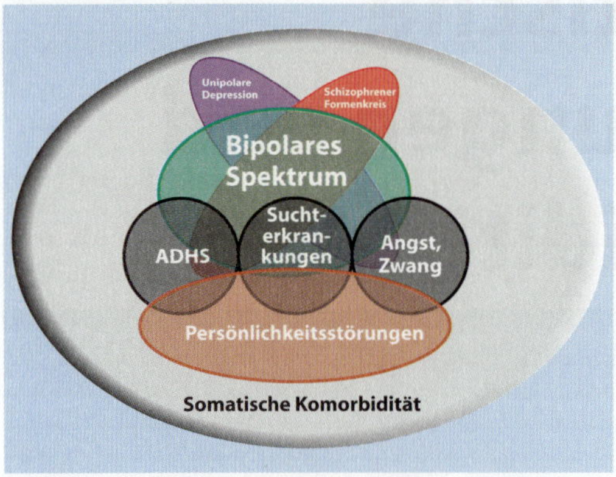

Abb. 6.1: Komplexes Muster von Differenzialdiagnosen und Komorbiditäten bipolarer Erkrankungen.

6.1. Psychosen aus dem schizophrenen Formenkreis

Eine lückenlose Trennung von bipolaren und schizophrenen Erkrankungen im Sinne einer eindeutigen Dichotomie kann heute nicht mehr aufrecht erhalten werden. Vielmehr gibt es Überlappungen zwischen den beiden Gruppen, die sowohl pathophysiologische Faktoren als auch die klinische Symptomatik betreffen. Neben genetischen Gemeinsamkeiten zeigen sich zum Teil ähnliche Befunde hirnmorphologischer Veränderungen und kognitiver Störungen (☞ Kap. 6.3.). Selbst in der medikamentösen Therapie gibt es mit dem weitverbreiteten erfolgreichen Gebrauch atypischer Antipsychotika bei beiden Erkrankungen deutliche Übereinstimmungen. Keinesfalls darf diese Sichtweise jedoch als Rückkehr zum Konzept der "Einheitspsychose" gesehen werden. Vielmehr deuten alle neueren Befunde auf ein vielschichtiges Spektrum von Syndromen als "Symptomkongregation" hin, die in vielen Fällen einer distinkten Gruppe klar zuordenbar sind. In anderen Fällen können jedoch Konstellationen von Symptomen auftreten, die zu gewissen Anteilen sowohl dem schizophrenen, als auch dem affektiven Formenkreis angehören. Zu dieser Interpretation passen sehr gut Ergebnisse neuerer genetischer Untersuchungen, die eine Vielzahl von Suszeptibilitätsgenen aufweisen, welche vermutlich jeweils zu einem Teilaspekt der Erkrankung beitragen (☞ Kap. 4.1.3., "Cocktail-Hypothese").

Genetische Übereinstimmungen

Es gibt einen partiellen Zusammenhang zwischen der genetischen Vulnerabilität für schizophrene und bipolare Erkrankungen. So erhöht eine positive Familienanamnese für Schizophrenie das Risiko für bipolare Erkrankungen und *vice versa* (Valles, 2000; Tsuang, 1980). Ein eindrucksvolles Beispiel stellen die genetisch identischen "Maudsley-Drillinge" dar. Zwei der Drillinge entwickelten typische Anzeichen einer Schizophrenie, einer jedoch charakteristische Symptome einer bipolaren Erkrankung (McGuffin, 1982). Heute sind einige hereditäre Faktoren bekannt, die für beide Erkrankungen in unterschiedlichem Ausmaß eine Rolle spielen. Genvarianten von Dysbindin, welches unter anderem modulierend auf die präsynaptische Glutamat-Funktion wirkt, scheinen dabei eher für schizophrene Erkrankungen von Bedeutung zu sein, während solche von BDNF *("brain derived neurotrophic factor"),* einem wichtigen neurotrophen Faktor, mehr für bipolare Erkrankungen eine Rolle spielen. DAOA (Diaminooxidase-Aktivator)-Varianten, welche unter anderem die Funktion von NMDA-Rezeptoren beeinflussen, sind stark mit affektiven Erkrankungen assoziiert, wurden aber auch bei Erkrankungen aus dem schizophrenen Formenkreis gefunden. DISC-1 *("disrupted in schizophrenia")* spielt trotz des Namens nicht nur für schizophrene, sondern auch für bipolar affektive Erkrankungen eine Rolle. Es erfüllt zahlreiche Aufgaben in Aufbau und Funktion des neuronalen Zytoskeletts, wie axonaler Transport oder Neuritenwachstum. Neuregulin-1 (NRG-1) übt eine Fülle von Zellfunktionen aus und spielt insbesondere in der Entwicklung des ZNS eine Rolle. Genvarianten von NRG-1 sind mit schizophrenen Erkrankungen assoziiert, wurden mit geringerer Korrelation aber auch bei bipolaren Patienten gefunden (Craddock, 2005).

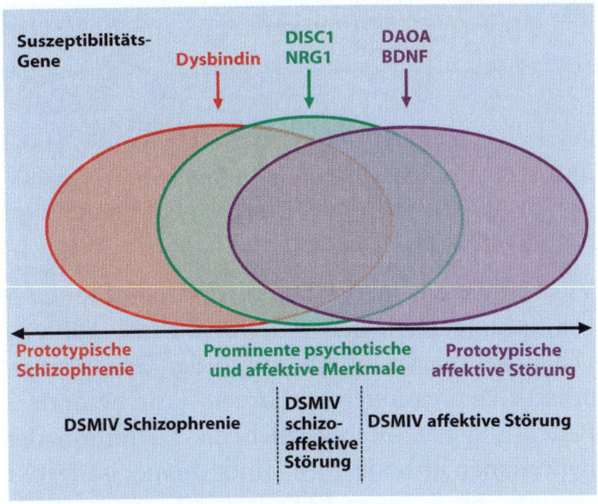

Abb. 6.2: Vereinfachtes Modell überlappender Suszeptibilitätsgene bei schizophrenen und bipolaren Erkrankungen. Nach Craddock (2005).

Klinische Übereinstimmungen

Schizophrene und bipolare Erkrankungen beginnen meist mit relativ unspezifischen Prodromalerscheinungen in der Jugend (Correll, 2007). Diese sind für Schizophrenie schon längere Zeit bekannt und gut untersucht, während erst in den letzten Jahren ähnliche Erkenntnisse auch zu bipolaren Erkrankungen bestehen. Bemerkenswert ist, dass "klassisch psychotische Symptome" wie Paranoia, abortive halluzinatorische Erlebnisse und Denkstörungen zumindest gleich häufig im Rahmen der bipolaren wie bei der schizophrenen Prodromalsymptomatik vorzukommen scheinen. Während dieser Prodromalphase ist eine sichere Zuordnung oft nicht möglich.

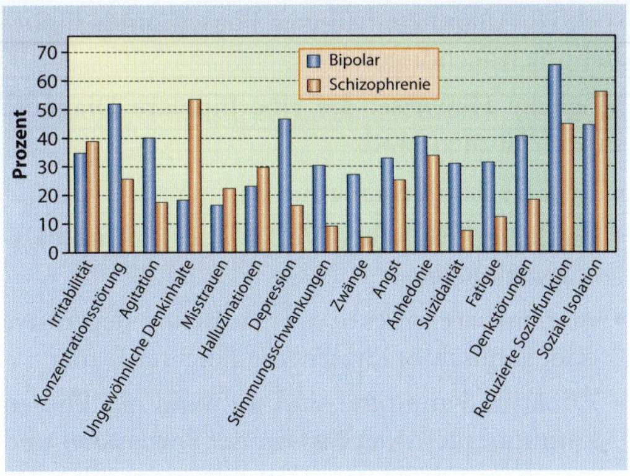

Abb. 6.3: Überlappende Prodromalsymptomatik von Schizophrenie und bipolaren Erkrankungen. Nach Correll (2007).

Auch nach der vollen Manifestation bestehen während akuter bipolarer Phasen Verwechslungsmöglichkeiten. So treten allgemein psychotische Symptome im Sinne von Halluzinationen und Wahn bei gut zwei Dritteln aller bipolaren Patienten auf (Keck, Jr., 2003). Aber auch formale Denkstörungen, bizarrer Wahn und andere "klassische Schizophrenie-Symptome" zeigen sich mit großer Häufigkeit (Pope, Jr. und Lipinski, Jr., 1978).

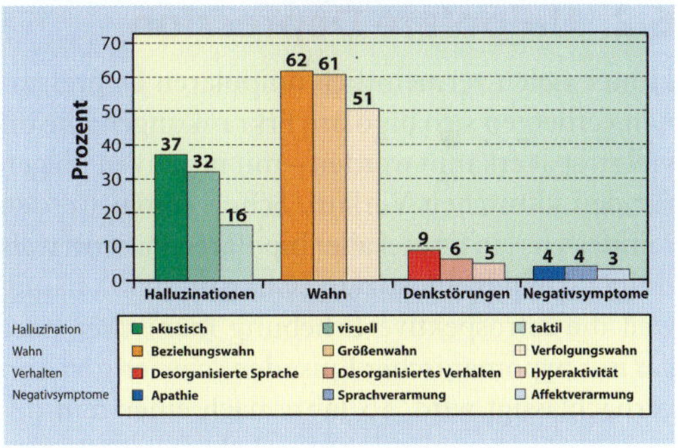

Abb. 6.4: Prävalenz psychotischer Symptome bei Bipolar-Typ I-Erkrankungen. Modifiziert nach Keck (2003).

Im Rahmen einer sogenannten "verworrenen Manie" kann der gestörte Gedankenductus im Vordergrund der Symptomatik stehen, bei manisch-psychotischen Phasen kommt es häufig zu akustischen, visuellen oder taktilen Halluzinationen. Aber auch im Rahmen bipolarer Depressionen und gemischter Phasen treten oft psychotische Symptome auf. Hilfreich zur Diagnosestellung ist in allen diesen Fällen die genaueste Erfassung aller klinischen Symptome und, wo möglich, eine retrospektive Anamnese früherer Phasen unter Einbeziehung Angehöriger.

Mögliche Hinweise, die eine bipolare Diagnose stützen können, sind:

- Positive Familienanamnese
- Eindeutig zyklischer Verlauf der Stimmungsschwankungen
- Abgrenzbare affektive (manische, depressive oder gemischte) Phasen von längerer Dauer
- Affektive Symptome sind während der Phasen kontinuierlich oder fast immer vorhanden und stehen im Vordergrund der Symptomatik

Auch unter Beachtung aller Diagnosekriterien wird in einzelnen Fällen eine eindeutige Zuordnung nicht mit Sicherheit gelingen. Im klinischen Alltag wird dann oft die Diagnose einer "schizoaffektiven Störung" gestellt, wobei es als umstritten gilt, ob diese diagnostische Kategorie Eigenständigkeit besitzt. Eine andere Zuordnungsmöglichkeit stellt die Diagnose einer "nicht näher bezeichneten" bipolaren Erkrankung dar, wobei in der genaueren Erläuterung auf sämtliche klinischen Symptome inklusive psychotischer Merkmale Bezug genommen werden sollte.

6.2. Unipolare Depression

Hinter vielen vermeintlich unipolaren Depressionen verbergen sich bipolare Erkrankungen, die oft viel zu spät erkannt werden – mit negativen Folgen für den klinischen Verlauf. Schon initial werden mindestens ein Drittel aller bipolaren Patienten als unipolar fehldiagnostiziert (Ghaemi, 2000), häufig weil die retrospektive Erhebung manischer oder gar nur hypomanischer Episoden schwierig ist und vernachlässigt wird. 15 Jahre nach einer rein depressiven Indexepisode entwickeln fast 30 % eine hypomane Episode und ändern somit ihre Diagnose in eine Bipolar-Typ II-Erkrankung. Für Bipolar Typ I liegt die Konversionsrate mit bis zu 20 % nur wenig niedriger (Goldberg, 2001).

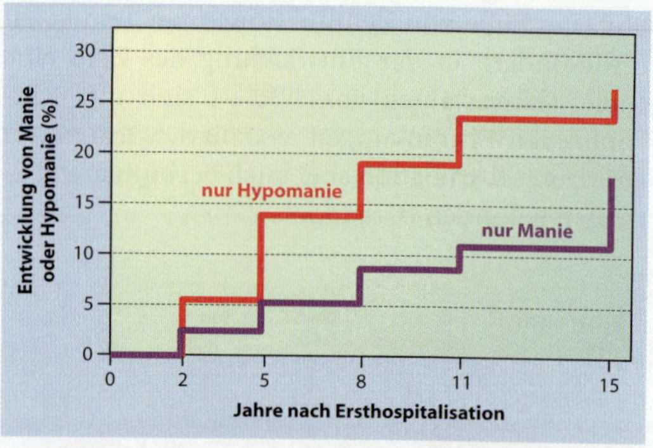

Abb. 6.5: Übergangsraten von unipolarer Depression zu Bipolar-Typ I- und -II-Erkrankungen. Modifiziert nach Goldberg (2005).

Viele subsyndromale Verlaufsformen bipolarer Erkrankungen bleiben nach den heute gültigen Diagnosekriterien überhaupt in der Gruppe unipolarer Depressionen verborgen. Eine besondere Bedeutung hat diesbezüglich die Definition der hypomanen Episode. Ihre Mindestdauer ist derzeit arbiträr mit 4 Tagen festgelegt. Überdies soll sie mit einer deutlichen Verhaltensveränderung und spürbaren Folgen für den sozialen und beruflichen Alltag einhergehen (*"Impact*-Kriterium"). Schon bei konsequenter Anwendung dieser strikten Hypomanie-Kriterien des ICD-10 und DSM-IV können bei sorgfältiger Anamnese viele "unipolare" Depressionen als Bipolar Typ II reklassifiziert werden. Wenn jedoch das willkürliche Zeitkriterium von 4 Tagen fallen gelassen wird und auch schon kürzere hypomanische Episoden berücksichtigt werden ("strikte Zürich-Kriterien"), muss fast ein Viertel aller "unipolaren" Depressionen dem bipolaren Spektrum zugerechnet werden. Wenn auch auf das *Impact*-Kriterium verzichtet wird und somit kürzere hypomanische Episoden, die ohne negative Auswirkung für das berufliche oder soziale Leben bleiben, als Indikator für Bipolarität gesehen werden ("weiche Zürich-Kriterien"), gehören gut die Hälfte aller ursprünglich unipolaren Depressionen dem bipolaren Spektrum an (Angst, 2008).

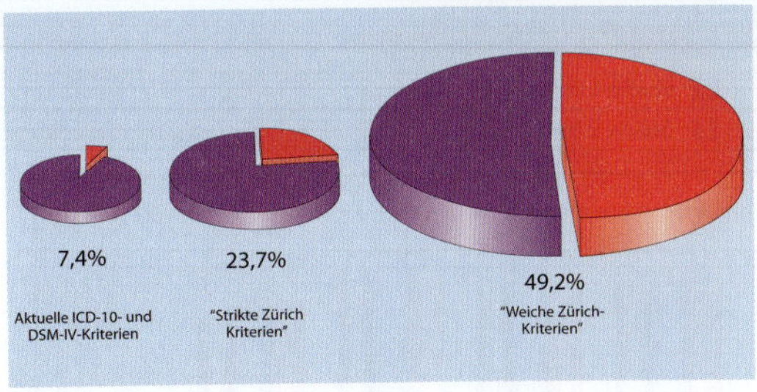

Abb. 6.6: Variierender Anteil von "Bipolar-Spektrum"-Diagnosen an vermeintlich rein unipolaren Depressionen in Abhängigkeit von den verwendeten Kriterien für hypomane Episoden. Nach Angst (2008).

Bei diesen Überlegungen handelt es sich nicht nur um ein theoretisches Gedankenspiel ohne praktische Konsequenzen. Vielmehr gibt es klare Hinweise dafür, dass sich diese Bipolar-Spektrum-Erkrankungen sehr deutlich von den wirklich rein unipolaren Depressionen unterscheiden. Beispielsweise wurde in einer großen Schweizer Kohortenstudie die allgemein für depressive Erkrankungen häufig beschriebene hohe Komorbidität mit Angst- und Zwangserkrankungen ausschließlich bei den reklassifizierten Bipolar-Spektrum-Fällen gefunden, nicht aber bei den rein unipolar depressiven. Auch für die Auswahl der Medikation, insbesondere den Einsatz von Stimmungsstabilisierern, hat die genaue Diskriminierung von Bipolar-Spektrum-Erkrankungen innerhalb einer vermeintlich unipolar depressiven Gruppe große Bedeutung.

Klinische Unterschiede und Indikatoren für Bipolarität

Neben der sorgfältigen retrospektiven Anamnese und Suche nach möglichen (hypo-)manischen Phasen, die jedenfalls auch mit Hilfe der Angehörigen durchgeführt werden sollte, können verschiedene klinische Parameter den Verdacht auf eine bipolare Erkrankung bei depressiven Patienten lenken. Kein einzelner dieser Parameter ist für sich gesehen beweisend. In Zusammenschau können sie jedoch wertvolle Hinweise darstellen.

▶ Atypische Depression

Bipolar depressive Patienten zeigen häufiger als unipolare "atypische" Merkmale der Depression. Diese umfassen:

- Hypersomnie, fehlende Ein- oder Durchschlafstörung, "bleierne Tagesmüdigkeit"
- Appetitsteigerung, Kohlenhydrat-*Craving*, Hyperphagie
- affektive Reagibilität mit (kurzfristig) erhaltener Affizierbarkeit auch im positiven Skalenbereich

Da atypische Symptome wenig bekannt sind, zum Teil (Schlaf, Appetit) im genauen Gegensatz zur klassischen Depression stehen und überdies die nach außen gezeigte Traurigkeit geringer ist, bleiben sie oft unerkannt oder unterschätzt. Auch die meistverwendeten operationalisierten Depressionstests (MADRS, HAM-D, ☞ Kap. 7.2.5.) erfassen sie nicht und ergeben so ein falsches Bild.

▶ Andere klinische Unterschiede

Bipolare Patienten weisen während depressiver Phasen mehr innere Anspannung, pessimistische Gedanken, Suizidgedanken und Ängste auf, während unipolar depressive häufiger ihrer Traurigkeit Ausdruck verleihen und verschiedene somatische Beschwerden äußern (Perlis, 2006; ☞ Abb. 6.7).

Weitere "Verdachtsmomente" für eine zugrunde liegende Bipolarität sind früher Krankheitsbeginn, depressiv-psychotische Symptome, gemischte Phasen, hyperthymes Temperament, Therapieresistenz auf Antidepressiva und komorbide Migräne.

> Hinter einer hohen Anzahl vermeintlich unipolarer Depressionen verstecken sich Erkrankungen aus dem bipolaren Spektrum, die eine spezifische Therapie benötigen. Daher sollte in jedem einzelnen Fall von "Depression" unbedingt eine genaue Anamnese für Anzeichen von Bipolarität durchgeführt werden. Wo möglich, sollten auch Familie und Angehörige einbezogen werden. Auch die Verwendung spezifischer Screening-Tools (☞ Kap. 7.2.5.) ist empfehlenswert.

6.3. Aufmerksamkeitsdefizit-Hyperaktivitäts-Syndrom (ADHS)

Es gibt deutliche Hinweise für eine Kosegregation oder gemeinsame genetische Risikofaktoren von bipolaren Erkrankungen und ADHS (Faraone, 1997). Gerade in der Kindheit und Jugend können Symptome einer bipolaren Erkrankung denen einer ADHS sehr ähnlich sein oder sich überschneiden. Manche Untersuchungen zeigen, dass fast

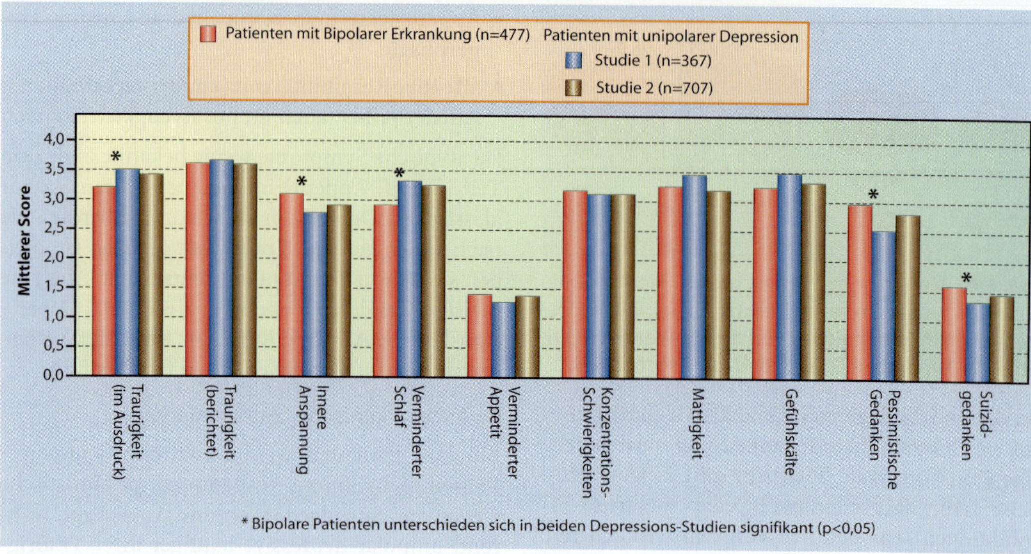

Abb. 6.7: Klinische Unterschiede zwischen unipolarer und bipolarer Depression. Modifiziert nach Perlis (2006).

10 % aller Erwachsenen bipolaren Patienten retrospektiv diagnostiziert in der Kindheit die vollen ADHS-Kriterien erfüllen (Nierenberg, 2005). Oftmals dominieren Angst- und "ADHS"-Symptome das klinische Bild bipolarer Patienten in der Kindheit, während erst im Erwachsenenalter die typischen affektiven Phasen in voller Ausprägung auftreten (Sachs, 2000). Möglicherweise stellen daher "ADHS-artige" Symptome bei einer Subgruppe bipolarer Patienten typische Prodromalsymptome dar und nicht etwa eine echte Komorbidität. Eine prinzipielle Überschneidung besteht in dem Symptom "Ablenkbarkeit", welches auch für manische Episoden charakteristisch ist. Meist sind Phasen gehobener Stimmung bei bipolaren Erkrankungen in Kindheit und Jugend kürzer und weniger stark ausgeprägt als im Erwachsenenalter und daher schwer zu diagnostizieren (Perlis, 2004). Kommen Symptome wie starke Irritierbarkeit, Aggression und depressive Phasen hinzu, ist dies eher ein Hinweis für bipolare Erkrankungen als für ADHS (Citrome und Goldberg, 2005). Auch eine positive Familienanamnese sowie ein Nichtansprechen oder gar eine Verschlechterung der Symptomatik auf Stimulantien kann so gewertet werden. Die Diagnose einer ADHS im Erwachsenenalter sollte ebenfalls sehr behutsam evaluiert werden. Auch hier gibt es deutliche Überschneidungen mit möglichen Symptomen bipolarer Erkrankungen wie "chaotischer" Lebensführung, hoher Frustrationsintoleranz, Risikoverhalten und Substanzmissbrauch. Es wird geschätzt, dass bis zu 4 % aller Erwachsenen die diagnostischen Kriterien einer ADHS des Erwachsenenalters erfüllen (Kessler, 2006). Allerdings zeigen sich in sehr vielen dieser Fälle gleichzeitig Symptome einer affektiven Störung oder Angsterkrankung. Die Vermutung liegt daher nahe, dass viele der "ADHS-artigen" Symptome oft Ausdruck der zugrundeliegenden affektiven Erkrankungen sind, wobei auch Fälle von echter Komorbidität beschrieben sind. Allgemein gilt die Empfehlung, die Diagnose einer ADHS nicht zu stellen, solange eine aktive Phase einer Gemütserkrankung vorliegt. Ebenso sollte eine ADHS-Therapie mit Stimulantien im Regelfall nicht begonnen werden, bevor affektive Symptome nicht erfolgreich behandelt wurden und ein stabiler euthymer Zustand erreicht ist.

6.4. Persönlichkeitsstörungen

Persönlichkeitsstörungen haben eine sehr hohe Gesamtprävalenz in der Allgemeinbevölkerung, die je nach Subtyp und Untersuchung zwischen 5 und 40 % geschätzt wird (Grant, 2004). Für die Gruppe bipolarer Patienten zeigen die meisten Untersuchungen sogar einen noch höheren Anteil, speziell von Cluster-B-Störungen (emotional instabile und histrionische Persönlichkeitsstörungen). Dabei ist unklar, ob es sich um eine tatsächliche Komorbidität – also das gleichzeitige Vorliegen zwei verschiedener Erkrankungen – oder aber um die Folgen einer gemeinsamen Ätiologie und damit um Aspekte derselben zugrundeliegenden Erkrankung handelt. Es ist einerseits denkbar, dass die Persönlichkeitsentwicklung unter den schwierigen Bedingungen einer bereits in frühen Jahren manifesten chronisch affektiven Erkrankung leidet und häufiger eine pathologische Richtung einschlägt. Andererseits gibt es gute Gründe zur Annahme, dass der starken Überschneidung klinischer Symptome zumindest teilweise auch gemeinsame pathophysiologische Ursachen zugrunde liegen. Manche Autoren sehen dementsprechend emotional instabile Persönlichkeitsstörungen sogar als Teil des bipolaren Spektrums an. Der pathologische Stimmungswechsel ist ein gemeinsames Symptom beider Erkrankungen und gibt oft Anlass zu Verwechslungen. Ein häufiges Unterscheidungsmerkmal von Stimmungsschwankungen bei emotional instabilen Persönlichkeitsstörungen ist die starke Reagibilität oder sogar Induzierbarkeit durch Interaktion mit anderen Personen, während diese bei depressiven oder manischen Phasen weniger umgebungsabhängig sind. Speziell bei Zyklothymie und bei Bipolar-Typ II-Erkrankungen, bei denen die hypomanen Episoden meist lange nicht erkannt werden und verhältnismäßig kurz andauern, kann die Symptomatik über weite Strecken aber sehr ähnlich sein. Auch im Rahmen von gemischten Episoden und bei schnellem Phasenwechsel ist das klinische Bild oft bunt und umfasst zahlreiche Aspekte von Persönlichkeitsstörungen. In vielen Fällen bilden sich diese Symptome jedoch nach Abklingen der Phase vollständig zurück. Allgemein sollte die Diagnose einer Persönlichkeitsstörung daher auch nicht während einer affektiven Phase gestellt werden. Auch wenn längerfristig eindeutige Symptome beider Erkrankungen vorliegen, ist dies kein Grund, einem Patienten eine Bipolar-spezifische Therapie vorzuenthalten. Es gibt aber klare Hinweise, dass diese Gruppe von Patienten insgesamt einen schwereren Verlauf und schlechteres Therapieansprechen haben.

> Die Diagnose einer Persönlichkeitsstörung soll nicht während eindeutiger affektiver Phasen gestellt werden. Viele bipolare Patienten erfüllen streckenweise oder längerfristig die Kriterien einer Persönlichkeitsstörung. Auch dieser Patientengruppe soll eine Bipolar-spezifische Therapie nicht vorenthalten werden.

6.5. Organisch affektive Erkrankungen

Zahlreiche organische Erkrankungen können mit affektiven Symptomen einhergehen und dem klinischen Bild einer Depression oder Manie entsprechen (☞ Tab. 6.1). Im Rahmen einer differenzialdiagnostischen Abklärung sollte daher eine gewissenhafte somatische Untersuchung erfolgen. Diese umfasst im Routinefall neben Laboruntersuchungen und der Prüfung des internistischen und neurologischen Status auch eine strukturelle Abklärung mit CCT oder cerebralem MRT (☞ Kap. 7.2.4.). Manche Formen der Epilepsie, speziell die Temporallappenepilepsie, können mit affektiven und psychotischen Symptomen einhergehen. Im Rahmen eines Delirs oder einer Demenz können Verwirrungszustände auftreten, die optional auch von affektiven Symptomen begleitet sind. Eine detaillierte Anamnese eingenommener Medikamente, Nahrungsmittelergänzungen, komplementärmedizinischer Substanzen oder Drogen ist für das Aufdecken wirkstoffbedingter affektiver Symptome notwendig.

6.6. Alkohol- und Substanzmissbrauch

Alkohol

Die Lebenszeitprävalenz von Alkoholabusus liegt für bipolare Patienten zwischen 45 % und 75 %. Sie ist somit nicht nur viel höher als in der Gesamtpopulation, sondern auch als bei den meisten anderen psychiatrischen Erkrankungen (Regier, 1990).

Neurologische Erkrankungen
• Schädel-Hirntrauma
• Cerebrovaskuläre Erkrankungen - TIA - Schlaganfall (speziell Basalganglien, Hirnstamm, limbisches System, präfrontaler Cortex) - intrakranielle Blutungen
• Epilepsie (Speziell: Temporallappen!)
• Migräne
• Morbus Parkinson
• Encephalitis disseminata
• Demenzen (Alzheimer, M. Pick, vaskulär, Levy)
• Hirntumoren
Endokrinologie
• Schilddrüsenfunktionsstörungen
• Hyperparathyreoidismus
• Morbus Cushing
Stoffwechsel
• Folsäure, B-Vitamine, Eisen

Infektiologie
• HIV, Lues
• Borreliose, FSME
• andere neurotrope Erreger
Immunologie
• Lupus erythematodes und andere Kollagenosen
Medikamente
• Hormonpräparate - Kortison! - orale Kontrazeptiva - Geschlechtshormone (Stimulationsbehandlung bei IVF!) - Anabolika
• L-DOPA (!)
• Antibiotika
• Zytostatika
• Antihypertonika
Suchtmittel
• Alkohol
• illegale Drogen

Tab. 6.1: Häufige exogene Ursachen affektiver Symptome.

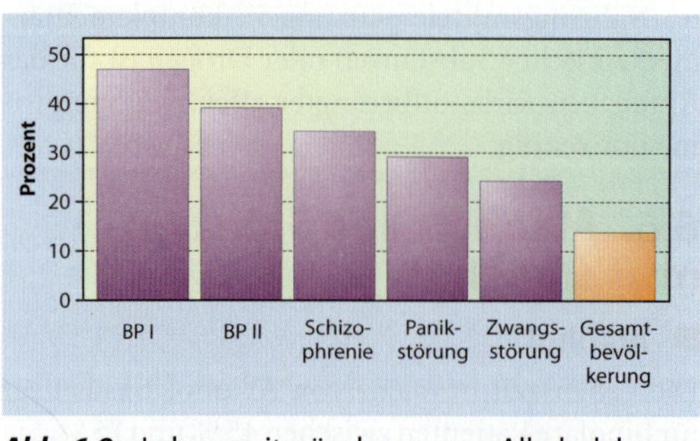

Abb. 6.8: Lebenszeitprävalenz von Alkoholabusus. BPI: Bipolar Typ I; BPII: Bipolar Typ II. Modifiziert nach Regier (1990).

Männer sind zwar insgesamt häufiger betroffen, für bipolare Frauen erhöht sich jedoch das relative Risiko im Vergleich zu psychisch Gesunden noch deutlicher (Frye, 2003). Eine besondere Risikogruppe sind bipolare Patienten mit Erkrankungsbeginn vor dem 18. Lebensjahr. Zwischen Alkohol und bipolaren Erkrankungen scheint es eine bidirektionale Beziehung zu geben. Einerseits kann Alkohol im Sinne eines "Selbstmedikationsversuchs" zur vorübergehenden Dämpfung und Maskierung von Symptomen einer akuten affektiven Phase führen. Durch den längerfristigen Abusus entwickelt sich letztlich eine Abhängigkeit. Bei chronischem Gebrauch hat Alkohol eine destabilisierende, depressiogene Wirkung und führt zu einem schlechteren Verlauf mit häufigerem *Rapid Cycling*, gemischten Phasen und einer erhöhten Suizidrate (Harris und Barraclough, 1997). Subsyndromale Formen der manisch-depressiven Erkrankung werden möglicherweise durch Alkohol überhaupt erst getriggert. Andererseits gibt es auch Hinweise für gewisse gemeinsame hereditäre Faktoren von Alkoholismus und bipolaren Erkrankungen, insbesondere bei männlichen Betroffenen. Es ist auch zu beachten, dass sich in der Gruppe psychiatrischer Patienten mit der primären Diagnose einer Alkoholerkrankung sehr häufig Patienten mit affektiven Erkrankungen finden, nicht selten solche mit einer unerkannten bipolaren Störung (Bernadt und Murray, 1986).

Alkoholabusus ist häufig bei bipolaren Patienten und bipolare Erkrankungen sind häufig bei Alkoholabusus. Die Komorbidität führt zu einem deutlich schlechteren Verlauf. Es ist daher wichtig, gezielt zu explorieren und für beide Erkrankungen Therapie anzubieten.

Andere Drogen

Auch die Rate des Missbrauchs illegaler Substanzen ist bei bipolaren Patienten erhöht (Chengappa, 2000). Speziell Cannabis scheint mit der Auslösung prolongierter manischer Phasen und bei chronischem Gebrauch mit erhöhter Rückfallrate und depressiven Symptomen assoziiert zu sein (Henquet, 2006; Hides, 2006). Aber auch andere illegale Drogen wie Kokain, LSD, Phencyclidin, Amphetamine und Opiate komplizieren oft den klinischen Verlauf und verschlechtern die Prognose.

Insgesamt haben bipolare Patienten mit Substanzabusus:

- mehr Krankenstände
- mehr affektive Phasen
- mehr schwere Symptome, z.B. Gewalttaten
- häufiger komorbide Angststörungen
- ein höheres *Switch*-Risiko unter Therapie mit Antidepressiva
- seltener eine spezifische Therapie und geringere *Compliance*
- mehr Suizidversuche

6.7. Angst- und Zwangserkrankungen

Auch Angststörungen und Zwangserkrankungen kommen bei bipolaren Patienten sehr häufig vor. Speziell Panikerkrankungen haben eine hohe Prävalenz von über 20 % und treten somit noch häufiger auf als bei unipolar Depressiven (Chen und Dilsaver, 1995). Die Rate ist signifikant höher bei Bipolar-Typ II-Erkrankungen als bei Bipolar Typ I. In der Gruppe der "vermeintlich" unipolar-depressiven Patienten scheinen vor allem jene, die die "Soft-Kriterien" für Bipolarspektrum-Erkrankungen erfüllen, betroffen zu sein (☞ Kap. 6.2.). Es gibt Hinweise für die Existenz eines genetischen Subtyps bipolarer Erkrankungen, der mit Panikstörungen einhergeht und mit schnellem Stimmungswechsel und *Rapid Cycling* assoziiert ist (MacKinnon, 2003). Auch Sozialphobie und Zwangsstörungen sind als typische Komorbidität bekannt. Allgemein gilt, dass bipolare Patienten mit diesen Zusatzdiagnosen einen deutlich schlechteren Verlauf mit mehr Komplikationen zeigen. In der Therapie sollten Antidepressiva, die sonst in diesen Indikationen generell empfohlen werden, nicht als Mittel erster Wahl verwendet werden, da sie eventuell zu *"Switch"* und Phasenakzeleration führen können. Primär sollte eine Bipolar-spezifische Basistherapie mit Stimmungsstabilisierern erfolgen.

6.8. Somatische Komorbiditäten

Kardiovaskuläre Erkrankungen und metabolisches Syndrom

Kardiovaskuläre Erkrankungen gehören mit einer dreifach erhöhten Mortalitätsrate im Vergleich zur Gesamtbevölkerung zu den häufigsten Todesursachen bipolarer Patienten. Gleichzeitig finden sich auch vermehrt typische Risikofaktoren wie Adipositas, Hyperlipidämie, Hypertonie und Diabetes. Überdies können einige Psychopharmaka zusätzlich das Risiko zur Entwicklung eines metabolischen Syndroms erhöhen (☞ Kap. 9.2.3.).

Alle bipolaren Patienten sollen zu Behandlungsbeginn und danach in regelmäßigen Abständen hinsichtlich vaskulärer Risikofaktoren monitorisiert werden.

Andere somatische Erkrankungen

Die insgesamt erhöhte Rate von Schilddrüsenfunktionsstörungen steht oft im Zusammenhang mit *Rapid-Cycling*-Verläufen und weiblichem Geschlecht. Auch eine subklinische Schilddrüsenunterfunktion kann den Erkrankungsverlauf negativ beeinflussen. Migräne scheint ebenfalls eine typische Komorbidität zu sein und zeigt sich besonders häufig bei weiblichen Bipolar-Typ II-Erkrankten.

6.9. Literatur

Angst J, 2008. Bipolar disorder—methodological problems and future perspectives. Dialogues. Clin. Neurosci. 10: 129-139.

Bernadt MW, Murray RM, 1986. Psychiatric disorder, drinking and alcoholism: what are the links? Br. J. Psychiatry 148: 393-400.

Chen YW, Dilsaver SC, 1995. Comorbidity of panic disorder in bipolar illness: evidence from the Epidemiologic Catchment Area Survey. Am. J. Psychiatry 152: 280-282.

Chengappa KN, Levine J, Gershon S, Kupfer DJ, 2000. Lifetime prevalence of substance or alcohol abuse and dependence among subjects with bipolar I and II disorders in a voluntary registry. Bipolar. Disord. 2: 191-195.

Citrome L, Goldberg JF, 2005. The many faces of bipolar disorder. How to tell them apart. Postgrad. Med. 117: 15-23.

Correll CU, Penzner JB, Frederickson AM, Richter JJ, Auther AM, Smith CW, Kane JM, Cornblatt BA, 2007. Differentiation in the preonset phases of schizophrenia and mood disorders: evidence in support of a bipolar mania prodrome. Schizophr. Bull. 33: 703-714.

Craddock N, O'Donovan MC, Owen MJ, 2005. The genetics of schizophrenia and bipolar disorder: dissecting psychosis. J. Med. Genet. 42: 193-204.

Faraone SV, Biederman J, Mennin D, Wozniak J, Spencer T, 1997. Attention-deficit hyperactivity disorder with bipolar disorder: a familial subtype? J. Am. Acad. Child Adolesc. Psychiatry 36: 1378-1387.

Frye MA, Altshuler LL, McElroy SL, Suppes T, Keck PE, Denicoff K, Nolen WA, Kupka R, Leverich GS, Pollio C, Grunze H, Walden J, Post RM, 2003. Gender differences in prevalence, risk, and clinical correlates of alcoholism comorbidity in bipolar disorder. Am. J. Psychiatry 160: 883-889.

Ghaemi N, Sachs GS, Goodwin FK, 2000. What is to be done? Controversies in the diagnosis and treatment of manic-depressive illness. World J. Biol. Psychiatry 1: 65-74.

Goldberg JF, Harrow M, Whiteside JE, 2001. Risk for bipolar illness in patients initially hospitalized for unipolar depression. Am. J. Psychiatry 158: 1265-1270.

Grant BF, Hasin DS, Stinson FS, Dawson DA, Chou SP, Ruan WJ, Pickering RP, 2004. Prevalence, correlates, and disability of personality disorders in the United States: results from the national epidemiologic survey on alcohol and related conditions. J. Clin. Psychiatry 65: 948-958.

Harris EC, Barraclough B, 1997. Suicide as an outcome for mental disorders. A meta-analysis. Br. J. Psychiatry 170: 205-228.

Henquet C, Krabbendam L, de Graaf R, ten Have M, van Os J, 2006. Cannabis use and expression of mania in the general population. J. Affect. Disord. 95: 103-110.

Hides L, Dawe S, Kavanagh DJ, Young RM, 2006. Psychotic symptom and cannabis relapse in recent-onset psychosis. Prospective study. Br. J. Psychiatry 189: 137-143.

Keck PE, Jr., McElroy SL, Havens JR, Altshuler LL, Nolen WA, Frye MA, Suppes T, Denicoff KD, Kupka R, Leverich GS, Rush AJ, Post RM, 2003. Psychosis in bipolar disorder: phenomenology and impact on morbidity and course of illness. Compr. Psychiatry 44: 263-269.

Kessler RC, Adler L, Barkley R, Biederman J, Conners CK, Demler O, Faraone SV, Greenhill LL, Howes MJ, Secnik K, Spencer T, Ustun TB, Walters EE, Zaslavsky AM, 2006. The prevalence and correlates of adult ADHD in the United States: results from the National Comorbidity Survey Replication. Am. J. Psychiatry 163: 716-723.

MacKinnon DF, Zandi PP, Gershon E, Nurnberger JI, Jr., Reich T, DePaulo JR, 2003. Rapid switching of mood in families with multiple cases of bipolar disorder. Arch. Gen. Psychiatry 60: 921-928.

McGuffin P, Reveley A, Holland A, 1982. Identical triplets: non-identical psychosis? Br. J. Psychiatry 140: 1-6.

Nierenberg AA, Miyahara S, Spencer T, Wisniewski SR, Otto MW, Simon N, Pollack MH, Ostacher MJ, Yan L, Siegel R, Sachs GS, 2005. Clinical and diagnostic implications of lifetime attention-deficit/hyperactivity disorder comorbidity in adults with bipolar disorder: data from the first 1000 STEP-BD participants. Biol. Psychiatry 57: 1467-1473.

Perlis RH, Brown E, Baker RW, Nierenberg AA, 2006. Clinical features of bipolar depression versus major depressive disorder in large multicenter trials. Am. J. Psychiatry 163: 225-231.

Perlis RH, Miyahara S, Marangell LB, Wisniewski SR, Ostacher M, DelBello MP, Bowden CL, Sachs GS, Nierenberg AA, 2004. Long-term implications of early onset in bipolar disorder: data from the first 1000 participants in the systematic treatment enhancement program for bipolar disorder (STEP-BD). Biol. Psychiatry 55: 875-881.

Pope HG, Jr., Lipinski JF, Jr., 1978. Diagnosis in schizophrenia and manic-depressive illness: a reassessment of the specificity of 'schizophrenic' symptoms in the light of current research. Arch. Gen. Psychiatry 35: 811-828.

Regier DA, Farmer ME, Rae DS, Locke BZ, Keith SJ, Judd LL, Goodwin FK, 1990. Comorbidity of mental disorders with alcohol and other drug abuse. Results from the Epidemiologic Catchment Area (ECA) Study. JAMA 264: 2511-2518.

Sachs GS, Baldassano CF, Truman CJ, Guille C, 2000. Comorbidity of attention deficit hyperactivity disorder with early- and late-onset bipolar disorder. Am. J. Psychiatry 157: 466-468.

Tsuang MT, Winokur G, Crowe RR, 1980. Morbidity risks of schizophrenia and affective disorders among first degree relatives of patients with schizophrenia, mania, depression and surgical conditions. Br. J. Psychiatry 137: 497-504.

Valles V, van OJ, Guillamat R, Gutierrez B, Campillo M, Gento P, Fananas L, 2000. Increased morbid risk for schizophrenia in families of in-patients with bipolar illness. Schizophr. Res. 42: 83-90.

Diagnostik und Basisabklärung

7. Diagnostik und Basisabklärung

Im Rahmen der ärztlichen Untersuchung muss nicht nur die Diagnose einer bipolaren Erkrankung gesichert werden, sondern auch eine Vielzahl an Informationen eingeholt werden, die entscheidend für die Auswahl der individuellen Therapie und den Verlauf der Erkrankung sind.

7.1. Diagnosesicherung

Zur Sicherung der Diagnose werden in Europa üblicherweise die ICD-10-Kriterien herangezogen (☞ Kap. 2.2). Nachdem der aktuelle psychopathologische Status erhoben wurde, werden retrospektiv Hinweise für vorangegangene affektive Phasen erfragt, die als Zeichen einer zyklisch verlaufenden Stimmungserkrankung mit pathologischer Auslenkung in den depressiven *und* manischen Bereich gewertet werden können. Da es häufig schwer fällt, eine lückenlose Anamnese zu erstellen, sollen wo immer möglich auch Angehörige und Freunde befragt werden. Gerade Hypomanien können von den Betroffenen selbst oft nicht erinnert oder von ihnen selbst als pathologisch erkannt werden. Gleichzeitig sollte eine Familienanamnese durchgeführt werden, um das genetische Risiko abzuschätzen und eventuelle hereditäre Verlaufscharakteristika der Erkrankung herauszufiltern. Ein besonderes Augenmerk liegt dabei auch in der Anamnese von Suiziden oder Suizidversuchen von Verwandten, da sie als wichtiger Risikofaktor für den Betroffenen selbst anzusehen sind. Auch hinsichtlich der Medikation kann es wertvolle Erkenntnisse aus der Familienanamnese geben. Wenn ein Verwandter eines Betroffenen von einer speziellen Substanz profitiert hat, ist die Wahrscheinlichkeit erhöht, dass er selbst auf diese gut ansprechen wird.

Eine diagnostische Hilfe stellen standardisierte Testinstrumente dar (☞ Kap. 7.2.5.).

7.2. Verlaufscharakteristika

Im nächsten Schritt sollte der bisherige Verlauf im Detail festgehalten werden. Konkrete Fragen betreffen die mögliche Prodromalsymptomatik und das Alter, in dem die erste volle affektive Episode auftrat. Eher untypisch, jedoch nicht ausgeschlossen, ist die Erstmanifestation in der zweiten Lebenshälfte. In diesen Fällen ist differenzialdiagnostisch besonders genau auf organische Ursachen zu achten. Die Anzahl und der individuelle Ablauf der Phasen sind ebenfalls wichtige Parameter. Hier können bereits erste wertvolle Hinweise zur Auswahl der medikamentösen Therapie gewonnen werden. Auch eventuelle Zusammenhänge mit *Life Events* als Auslösefaktoren oder saisonale Häufungen sind wichtige Hinweise für die zukünftige Behandlung. Ein grundlegender Schritt von hoher Relevanz ist die Vermittlung des Konzepts von Frühwarnsymptomen (☞ Tab. 9.1). Nachdem allgemeine Frühwarnsymptome besprochen wurden, können diese im gemeinsamen Rückblick auf einer Liste durch individuell zutreffende Symptome ergänzt werden. Nicht selten können hier auch nahestehende Angehörige erstaunlich genaue, detailreiche Beschreibungen typischer Warnzeichen kurz vor dem Ausbruch einer neuen Phase geben.

7.3. Medikamente

Bei der Erhebung der Medikation ist neben der Wirksamkeit oder Erfolglosigkeit der bisherigen Therapieversuche besonders auf die Verträglichkeit von Antidepressiva Augenmerk zu legen. Einige bipolare Patienten entwickeln unter antidepressiver Medikation *"Switch"*-Phänomene oder eine Phasenakzeleration (☞ Abb. 8.2). Ist dies anamnestisch der Fall, sollte die auslösende Substanz klar in der Krankenakte vermerkt werden. Für die weitere Therapie empfiehlt es sich dann, auch pharmakologisch nahestehende Präparate zu vermeiden und allgemein Antidepressiva nur mit großer Zurückhaltung einzusetzen. Eine Subgruppe bipolarer Patienten kann jedoch durchaus von einer längerfristigen antidepressiven Therapie profitieren.

7.4. Komorbiditäten

Komorbide Erkrankungen sind ein wesentlicher Faktor für schlechtes Therapieansprechen und werden häufig übersehen. Gezielte Fragen – vor allem auch nach Alkohol- und Substanzmissbrauch – gehören daher zwingend zur Anamnese. Das metabolische Syndrom und vaskuläre Erkrankungen verursachen häufig schwerwiegende Komplikationen bei bipolaren Patienten. Schon bei der Erstuntersuchung sollte daher ein entsprechendes Risikoprofil erstellt und in regelmäßigen Abständen kontrolliert werden. Bei pathologischen Veränderungen empfiehlt sich eine Zusammenarbeit mit Fachspezialisten und eine Zurückhaltung bei der Verschreibung von Medikamenten, die mit einem Risiko zur Entwicklung eines metabolischen Syndroms assoziiert sind (☞ Kap. 9.2.3.).

7.5. Somatischer und neurologischer Status

Die körperliche Untersuchung dient dem Ausschluss organischer Ursachen für affektive Symptome und der Identifikation von Begleiterkrankungen. Ihr besonderer Fokus liegt im Bereich von Risikofaktoren für vaskuläre Erkrankungen und das metabolische Syndrom. Prinzipiell sollte vor Einleitung jeder Therapie mit Psychopharmaka eine Untersuchung mit internistischem und neurologischem Status, Körpergewicht und Körpergröße bzw. *Body Mass Index*, Bauchumfang und Vitalparametern stehen. An labordiagnostischen Befunden empfehlen sich Blutbild mit Differenzialblutbild, Thrombozytenzahl, Glucose, Leber- und Nierenfunktionsparameter (LFP, NFP) und der Schilddrüsenhormon-Status. Die Untersuchung wird ergänzt durch bildgebende Befunde (CCT, evtl. MRT, EEG). Da viele Psychopharmaka potenziell Herzrhythmusstörungen verursachen, sollte unbedingt eine EKG-Kontrolle erfolgen (QTc-Zeit?). Bei Frauen im gebärfähigen Alter muss eine Schwangerschaft ausgeschlossen werden.

7.6. Operationalisierte Diagnostik

Operationalisierte Testverfahren dienen dazu, in standardisierter Form nach bipolaren Erkrankungen zu screenen und gemäß international gültiger Kriterien zu diagnostizieren. Zusätzlich existieren Instrumente, die den Schweregrad manischer oder depressiver Symptome quantifizieren. Sie eignen sich jedoch nicht zu einer Diagnosestellung. Eine Auswahl relevanter Testverfahren soll hier vorgestellt werden.

Screening-Instrumente

Personen, die möglicherweise an einer bipolaren Störung erkrankt sind, an Prodromalsymptomen

Labor
• Blutbild, Leber- und Nierenfunktionswerte, Elektrolyte, Lipide, Glucose, HbA1c Schilddrüse (TSH, T3/T4) • Folsäure, B-Vitamine, Eisen • Frauen im gebärfähigen Alter: β-HCG • Bei Verdacht: - Alkoholscreening (CDT, MCV, HDL, Ethinylglukuronid) - Drogenscreening - Immunologie: TPO-Antikörper, ANA, ANCA - Infektiologie: Borreliose, FSME, HIV, Lues, andere neurotrope Erreger - Endokrinologie: PTH, Kortisol, Sexualhormone - Diabetes-Screening (oraler Glucosetoleranztest, Nüchtern-Insulin)
Strukturell
• CCT, EEG • bei unklarem Befund: evtl. MRT,PET,SPECT • EKG (QTc-Zeit?)

Somatischer und neurologischer Status
• Spezieller Fokus: - vaskuläre Erkrankungen und Risikofaktoren (BMI, Bauchumfang, RR, Herzerkrankung, Raucher?) - fokal-neurologische Ausfälle? - kognitive Störungen, Gedächtnis (Demenzen)? - Rigor, Tremor, Hypokinesie (Parkinson)? - Struma? - Hautläsionen (Lupus, Kollagenosen)? - "Mondgesicht", "Büffelnacken" (M. Cushing)?
Wirkstoffanamnese
• Medikamente • Komplementärmedizinische Substanzen • Nahrungsergänzungsmittel, Hormone

Tab. 7.1: Basisuntersuchungen bei Erstanamnese.

leiden oder ein erhöhtes Erkrankungsrisiko haben, können von Screening- Instrumenten profitieren. Diese werden vor allem eingesetzt, um bisher unerkannte Hypomanien bei vermeintlich unipolar-depressiven Verläufen zu detektieren. Gegenwärtig werden vor allem zwei Instrumente eingesetzt:

- Das *"Mood Disorder Questionnaire (MDQ)"* (Hirschfeld, 2000) existiert in einer Fremdrating- und einer Selbstbeurteilungsvariante und besteht aus Fragen, die auf disinhibiertes Verhalten und deren soziale Konsequenzen abzielen und so Anzeichen von Bipolarität feststellen.
- Die *"Hypomanie Checkliste (HCL-32, HCL-32 R-1)" (Angst, 2005)*
  besteht aus 32 Fragen, anhand derer Patienten retrospektiv Symptome einer Hypomanie erfassen können. Sie unterscheidet mit hoher Sicherheit unipolare von bipolaren Verläufen und kann vor allem Typ II-Verläufe gut herausfiltern. Eine Unterscheidung von Bipolar-Typ I- und -Typ II-Erkrankungen ist jedoch nicht ausreichend möglich.

Eine neue, experimentelle Beurteilungsskala ist der *"Bipolaritätsindex"* (Sachs, 2004). Dieser berücksichtigt Indikatoren für bisher unerkannte subklinische Verlaufsformen oder Verdachtsfälle, die für das Vorliegen einer Erkrankung aus dem bipolaren Spektrum sprechen. So werden auf einer Skala von 0-100 unter anderem auch Punkte für positive Familienanamnese, Ansprechen auf phasenprophylaktische Medikation, *Switch*-Phänomene durch Antidepressiva oder typische Komorbiditäten vergeben.

Diagnosestellung

Das gegenwärtig am häufigsten verwendete standardisierte Untersuchungsverfahren ist das *Strukturierte Klinische Interview* (Wittchen, 1997). Es dient der Erfassung verschiedener Diagnosen gemäß den DSM-IV-Kriterien, darunter auch affektiver Erkrankungen. Anhand eines vorgegebenen Explorationsleitfadens werden Symptome abgefragt und schließlich eine Diagnose verifiziert oder ausgeschlossen.

Quantifizierung der Symptomatik

Zur Beurteilung des Schweregrads einer Manie wird heute am häufigsten die *"Young Mania Rating Scale"* (Young, 1978) herangezogen. Sie umfasst 11 Fremdbeurteilungs-Items mit typischen Manie-Symptomen.

Eine allgemein akzeptierte Skala zur Quantifizierung speziell bipolar-depressiver Symptomatik existiert nicht. Meist werden entweder die *Hamilton Depressions-Skala* (Hamilton, 1960) oder die *Montgomery Asberg Depressions-Skala* (Montgomery und Asberg, 1979) verwendet. Als problematisch wird allerdings angesehen, dass beide Skalen die bei bipolarer Depression häufigen atypischen Merkmale (☞ Kap. 6.2.) nicht ausreichend erfassen und daher ein falsches Bild des Schweregrads erzeugen könnten.

7.7. Literatur

Angst J, Adolfsson R, Benazzi F, Gamma A, Hantouche E, Meyer TD, Skeppar P, Vieta E, Scott J, 2005. The HCL-32: towards a self-assessment tool for hypomanic symptoms in outpatients. J. Affect. Disord. 88: 217-233.

Hamilton M, 1960. A rating scale for depression. J. Neurol. Neurosurg. Psychiatry 23: 56-62.

Hirschfeld RM, Williams JB, Spitzer RL, Calabrese JR, Flynn L, Keck PE, Jr., Lewis L, McElroy SL, Post RM, Rapport DJ, Russell JM, Sachs GS, Zajecka J, 2000. Development and validation of a screening instrument for bipolar spectrum disorder: the Mood Disorder Questionnaire. Am. J. Psychiatry 157: 1873-1875.

Montgomery SA, Asberg M, 1979. A new depression scale designed to be sensitive to change. Br. J. Psychiatry 134: 382-389.

Sachs GS, 2004. Strategies for improving treatment of bipolar disorder: integration of measurement and management. Acta Psychiatr. Scand. Suppl: 7-17.

Wittchen H-U, Zaudig M, Fydrich T, 1997. SKID – Strukturiertes Klinisches Interview für DSM-IV. Göttingen: Hogrefe.

Young RC, Biggs JT, Ziegler VE, Meyer DA, 1978. A rating scale for mania: reliability, validity and sensitivity. Br. J. Psychiatry 133: 429-435.

Therapie

8. Therapie

Die Behandlung bipolarer Erkrankungen basiert auf Pharmakotherapie, Psychoedukation, Psychotherapie, nichtmedikamentös-biologischen Therapieformen und sozialpsychiatrischen Aspekten. Nur durch die Kombination in einem Gesamtbehandlungskonzept lässt sich ein optimales Ergebnis erzielen. In diesem Kapitel werden zunächst Rahmenbedingungen und allgemeine Prinzipien der medikamentösen Therapie vorgestellt, während auf nichtpharmakologische Behandlungsmöglichkeiten im Detail in Kap. 8.2. und 9. eingegangen wird.

8.1. Medikamentöse Therapie

8.1.1. Therapiebeginn

Ein möglichst frühzeitiger Therapiebeginn führt zu einer deutlichen Verbesserung des Krankheitsverlaufs. Die Behandlung sollte daher begonnen werden, sobald die Diagnose einer bipolaren Erkrankung gestellt wurde – also bereits im Rahmen einer ersten manischen Phase. In manchen Therapierichtlinien wird der Beginn einer dauerhaften Phasenprophylaxe sogar schon empfohlen, wenn bei positiver Familienanamnese für bipolare Erkrankungen eine depressive Phase auftritt (Yatham, 2009). Die somatische Basisabklärung vor Einstellung auf Psychopharmaka wird im Kap. 7.2.4. erläutert, spezielle pharmakologische Aspekte der einzelnen Substanzen im Kap. 9.2..

Praxis

Die dauerhafte phasenprophylaktische Therapie (Basistherapie) sollte möglichst früh begonnen werden. In schweren Fällen, bei Suizidalität oder hereditärer Belastung wird schon im Rahmen einer ersten Episode, sonst spätestens nach der zweiten mit der Basistherapie begonnen.

8.1.2. Basistherapie

Die medikamentöse Grundlage der Therapie bilden "Stimmungsstabilisierer" (*"Mood Stabilizer"*, MS), die das Auftreten neuer affektiver Episoden verhindern können. Der Ausdruck umfasst eine nicht scharf abgrenzbare Gruppe von Medikamenten, deren Gemeinsamkeit eine phasenprophylaktische Wirksamkeit bei bipolaren Erkrankungen ist. Die Bezeichnung lässt allerdings offen, ob es sich um Substanzen handelt, die gegen beide Pole der Erkrankung – Manie und Depression – Schutz bieten, oder ob auch schon die Wirksamkeit gegen nur einen Pol für die Zuordnung zur Gruppe ausreicht. Klassische MS sind vor allem Lithium, Valproinsäure und Carbamazepin, mit Einschränkungen auch Lamotrigin. Allerdings werden heute auch atypische Antipsychotika (AAP) immer öfter erfolgreich in der Langzeittherapie bipolarer Störungen eingesetzt und zeigen phasenprophylaktische, stimmungsstabilisierende Effekte.

Wirkmechanismen der *"Mood Stabilizer"*

Die Wirksamkeit der MS war lange Zeit ausschließlich empirisches Wissen, und auch heute weisen pharmakologisch-biologische Erklärungsmodelle noch viele Lücken auf. Keinesfalls darf der Effekt der "Stimmungsstabilisierung" als eine Einschränkung der natürlichen affektiven Schwankungsbreite verstanden werden, sondern lediglich als eine Gegensteuerung zu pathologischen Auslenkungen der Stimmung. Dies sollte auch unbedingt den Betroffenen vermittelt werden, da die Angst vor einer "medikamentösen Gefühlskontrolle" zu den häufigsten Ursache für Non-*Compliance* zählt (☞ Tab. 9.8, Kap. 9.3.). Der wahrscheinlichste gemeinsame Angriffspunkt von Substanzen mit stimmungsstabilisierenden Effekten liegt aus heutiger Sicht nicht auf der Neurotransmitter- und Rezeptorebene. Vielmehr haben MS direkte und indirekte Angriffspunkte im Bereich der Signaltransduktion von Neuronen, durch die Einfluss auf die Genexpression ausgeübt wird. Sowohl für klassische MS, als auch für die Gruppe der atypischen Antipsychotika ist ein Effekt auf die Aktivität unterschiedlicher Gene bekannt, welcher heute als wahrscheinliche Endstrecke für den gemeinsamen Wirkmechanismus angesehen wird (☞ Kap. 4.2.4.).

Realistische Erwartungen

Keine der in Verwendung stehenden Substanzen kann das Auftreten neuer Phasen in allen Fällen völlig verhindern. In der Regel wird jedoch die Zeit bis zu einem Rückfall verlängert oder der Schweregrad einer Episode vermindert. Einige Patienten bleiben unter kontinuierlicher Basistherapie aber auch jahrelang phasenfrei. Im Schnitt haben bipolare Patienten bei konsequenter medikamentöser Therapie eine wesentlich bessere Prognose.

8.1.2.1. Lithium

Der phasenprophylaktische Effekt von Lithium ist gut belegt. Allerdings ist der Schutz vor neuen manischen Phasen deutlich stärker ausgeprägt als die rückfallverhütende Wirkung gegen Depressionen. Bei hohem Lithiumspiegel (>0,8 mmol/l) scheint es eher zu depressiven Rückfällen zu kommen, während bei niedrigem Spiegel (<0,6 mmol/l) eher manische Episoden zu befürchten sind (Kleindienst, 2005). Die akut antimanische Wirksamkeit ist mäßig und setzt nur verzögert ein, noch stärker gilt dies allerdings für die gering ausgeprägte antidepressive Wirkung. Es gibt einige klinische Charakteristika, die als Positivprädiktoren für ein Ansprechen auf Lithium gesehen werden. Im Wesentlichen entsprechen diese jenen der "klassischen Lehrbuch-Variante" bipolarer Erkrankungen (☞ Kap. 8.2.4.). Einzigartig ist die antisuizidale Wirksamkeit von Lithium, die allerdings nur bei wirklich langfristigem Gebrauch eintritt und durch eine stark erhöhte "Rebound-Suizidalität" für den Fall des Absetzens getrübt wird (☞ Kap. 8.1.8.2.). Der Einsatz von Lithium wird auch durch die geringe therapeutische Breite und das hohe toxische Potenzial eingeschränkt, welche besonders engmaschige und gewissenhafte Kontrollen notwendig machen (☞ Kap. 9.2.1.).

■ Praxis

Lithium ist eine gute Option in der Phasenprophylaxe, insbesondere bei "klassischen" Verlaufsformen. Es sollte wegen seiner potenziellen Toxizität nur bei Patienten mit hoher *Compliance*, guter Krankheitseinsicht und der gesicherten Möglichkeit von regelmäßigen Kontrolluntersuchungen verwendet werden. Alle Patienten müssen sorgfältig über klinische Anzeichen einer Lithiumintoxikation aufgeklärt werden.

8.1.2.2. Antiepileptika

Valproinsäure (VPS)

Die akute antimanische Wirksamkeit von Valproinsäure wurde in klinischen Studien belegt. Es gibt auch Hinweise für eine rezidivprophylaktische Wirkung, während der antidepressive Effekt geringer ausgeprägt ist (Bowden, 2009). Das Ansprechen auf VPS scheint insbesondere auch bei gemischten Episoden, *Rapid Cycling*, Bipolar-Typ II-Patienten und agitiert depressiven Phasen gut zu sein. Die bisherigen Studienergebnisse sind jedoch zum Teil widersprüchlich oder wegen sehr geringer Patientenzahlen nur mit Zurückhaltung zu interpretieren. Nach heutigen Erkenntnissen liegt eine besondere Stärke von Valproinsäure im Bereich der "atypischen" Verlaufsformen (☞ Kap. 8.2.4.). Spezielle pharmakologische Aspekte von VPS werden in Kap. 9.2.2. erläutert.

■ Praxis

Valproinsäure wird heute vor allem in der akuten Manie und zur Phasenprophylaxe eingesetzt. Sie zeigt auch bei atypischen Verlaufsformen häufig gute Wirksamkeit.

Lamotrigin (LTG)

Lamotrigin zeigte in zwei Studien eine deutliche rückfallverhütende Wirksamkeit gegen Depressionen, die stärker ausgeprägt war, als jene von Lithium (Goodwin, 2004). Es wird daher vor allem zur Phasenprophylaxe bei depressionsbetonten Verlaufsformen eingesetzt. Der antidepressive Effekt setzt meist erst verzögert nach vielen Wochen ein, was die Anwendung in der akuten Depression limitiert. Es gab jedoch auch Studien mit Negativergebnissen. In einer rezenten Meta-Analyse der Daten wurden nur bei höhergradiger Depression signifikante Effekte gefunden (Geddes, 2009). Da Lamotrigin keinen Schutz vor Manie bietet, sollte es bei bipolaren (Typ I-) Patienten im Regelfall nicht ohne gleichzeitige Verabreichung von antimanisch wirksamen Substanzen verschrieben werden. Für Hinweise zu Dosierung und Nebenwirkungen siehe Kap. 9.2.2..

■ Praxis

Das wichtigste Einsatzgebiet von Lamotrigin besteht in der Rezidivprophylaxe von depressiven Phasen. Es bietet keinen Schutz vor manischen Episoden.

Carbamazepin (CBZ)

CBZ wird heute bei bipolaren Erkrankungen seltener und in der Regel nicht als erste Option eingesetzt, nicht zuletzt wegen seines hohen Interaktionspotenzials. Akute antidepressive Effekte der CBZ-Behandlung sind kaum dokumentiert. Am besten belegt ist eine antimanische Wirksamkeit, der phasenprophylaktische Effekt scheint geringer ausgeprägt als bei Lithium (Hartong, 2003). Ähnlich wie bei Valproinsäure sprechen auch Patienten mit gemischten Phasen, *Rapid Cycling* und atypischen Verläufen oft gut auf eine Therapie mit CBZ an. Dosierung, Nebenwirkungen und notwendige Kontrolluntersuchungen werden im Kap. 9.2.2. behandelt.

Praxis

Carbamazepin stellt eine gute Alternative für Patienten dar, die nicht ausreichend auf andere Medikamente angesprochen haben. Auf Wechselwirkungen durch Enzyminduktion ist zu achten.

Andere Antiepileptika

Für die neueren Antiepileptika Gabapentin, Pregabalin oder Topiramat konnten keine signifikanten Effekte nachgewiesen werden. Topiramat wird gelegentlich als Therapieoption bei therapieresistenten bipolaren Erkrankungen und wegen seiner potenziell gewichtsreduzierenden Eigenschaften bei Patienten, die unter Therapie mit anderen Psychopharmaka an Körpergewicht zugenommen haben, eingesetzt (Egger, 2007). Es gibt einzelne positive Berichte über die Effektivität bei bipolaren Patienten, jedoch auch Studien mit Negativergebnissen. Vom derzeitigen Standpunkt besteht keine ausreichende Evidenz für eine Therapieempfehlung. Auch für das dem Carbamazepin strukturell verwandte Oxcarbazepin, welches oft als nebenwirkungsärmer bei ähnlicher Wirksamkeit beschrieben wird, gibt es derzeit noch keine ausreichenden Daten für Empfehlungen zur Therapie affektiver Erkrankungen.

8.1.2.3. Atypische Antipsychotika

In jüngerer Zeit werden immer öfter auch atypische Antipsychotika (AAP) zur Phasenprophylaxe eingesetzt. Während viele AAP in der Manie und Phasenprophylaxe wirksam sind, zeigte bisher nur Quetiapin als Mono- und Kombinationstherapie und Olanzapin in Kombination mit Antidepressiva deutliche Wirksamkeit in der bipolaren Depression. Hinweise zu Dosierung und Nebenwirkungsmanagement von AAP finden sich in Kap. 9.2.3..

	Bipolare Depression	Manie
Quetiapin	++	++
Olanzapin	+	++
Ziprasidon	-	++
Aripiprazol	-	++
Risperidon	-	++

Tab. 8.1: Wirkspektrum atypischer Antipsychotika bei bipolaren Erkrankungen.

Quetiapin

Quetiapin wird erfolgreich zur Akuttherapie von manischen und depressiven Phasen eingesetzt. Bei bipolarer Depression kann eine signifikante Besserung oft schon in der ersten Woche gesehen werden. Der antidepressive Effekt scheint größer zu sein als der von Olanzapin (Weisler, 2008; ☞ Abb. 8.1), ein direkter Vergleich zu Antidepressiva fehlt jedoch. Inzwischen existieren auch Untersuchungen über mehrere Jahre, die einen anhaltenden phasenprophylaktischen Effekt belegen (Suppes, 2007; Vieta, 2008).

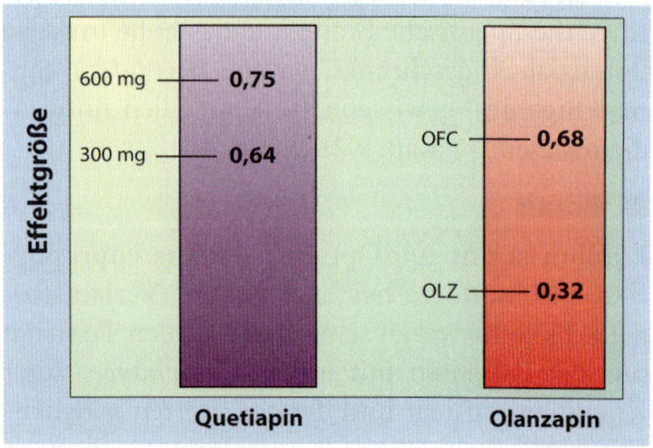

Abb. 8.1: Vergleich der Größe des antidepressiven Effekts von Quetiapin und Olanzapin zur Therapie der bipolaren Depression. Nach Weisler (2008) und Tohen (2003). OLZ: Olanzapin; OFC: Olanzapin-Fluoxetin-Kombination.

Quetiapin hat eine starke antihistaminerge Komponente und übt auf viele Patienten einen sedierenden Effekt aus, der meist nach einer Gewöhnungsphase abnimmt. Im Fall von Insomnie und Agitation kann er vorteilhaft genützt werden, für andere Patienten empfiehlt sich die Verordnung eines weniger sedierenden Retard-Präparats (Quetiapin XR).

Praxis

Quetiapin ist wirksam in der Akuttherapie und längerfristigen Rückfallverhütung von Manie und Depression. Seine Vorteile liegen insbesondere auch in der stark ausgeprägten antidepressiven Potenz, mögliche Nachteile in der Sedierung und dem mittelgradig ausgeprägten Risiko zur Entwicklung eines metabolischen Syndroms.

Olanzapin

Auch Olanzapin zeigt eine sehr gute Wirksamkeit in der akuten Manie und Erhaltungstherapie. Ein signifikanter antidepressiver Effekt war messbar, wenn die Substanz mit einem Antidepressivum (Fluoxetin) kombiniert wurde. In der Monotherapie ist die Wirkstärke gegen depressive Symptome dagegen eher gering (Tohen, 2003). Die Vorteile von Olanzapin liegen in der guten antipsychotischen und antimanischen Wirksamkeit. Es steht auch als schnell dispergierende Schmelztablette und intramuskulär zu verabreichende Injektionslösung zur raschen Behandlung von manischen Erregungszuständen zur Verfügung. Nachteile betreffen vor allem die vergleichsweise hohe Nebenwirkungsrate bezüglich Gewichtszunahme, diabetogene Effekte und ein erhöhtes kardio- und cerebrovaskuläres Risiko. Klinische und laborchemische Indikatoren für das metabolische Syndrom sollten daher gewissenhaft kontrolliert werden. Wenn bereits eine pathologische Veränderung besteht (Diabetes, Hyperlipidämie, Adipositas, Hypertonie) wird Olanzapin nicht empfohlen.

Praxis

Olanzapin ist eine gute Option in der akuten Manie und Phasenprophylaxe. Der antidepressive Effekt ist geringer ausgeprägt. Sein Einsatz wird durch das vergleichsweise hohe Risiko für Nebenwirkungen (metabolisches Syndrom) jedoch limitiert.

Risperidon

Die antimanische Wirkung von Risperidon ist gut dokumentiert, auch in der Erhaltungstherapie wird es im klinischen Alltag eingesetzt. Es bestehen Hinweise für Effektivität bei gemischten Phasen, *Rapid Cycling,* Bipolar-Typ II-Patienten und als Augmentationsstrategie bei therapierefraktären Fällen. Eine signifikante antidepressive Wirkung scheint jedoch nicht zu bestehen. Risperidon ist – derzeit – das einzige AAP, das auch in einer Depotformulierung zur Verfügung steht. Sie kann in manchen Fällen bei bipolaren Patienten mit geringer Therapieadhärenz zur Anwendung kommen. Im Vergleich zu anderen AAP ist Risperidon etwas häufiger mit Hyperprolaktinämie assoziiert.

Praxis

Risperidon kann zur Behandlung der Manie und in der Phasenprophylaxe verwendet werden. Die Depotformulierung bietet in manchen Fällen Vorteile bei schlechter Therapieadhärenz.

Ziprasidon

Aufgrund seiner Affinität zu 5HT1a-Rezeptoren und 5HT- sowie NA-Transportern bot Ziprasidon ursprünglich Anlass für hohe Erwartung in Bezug auf antidepressive Effekte. Die bisher verfügbaren klinischen Studien in der bipolaren Depression erbrachten jedoch Negativergebnisse oder waren methodisch unzureichend. Es gibt aber gute Belege für die Wirksamkeit im Rahmen manischer Phasen und in der Erhaltungstherapie. Die Darreichungsform zur intramuskulären Injektion kann vorübergehend zur Beherrschung von Erregungszuständen bei psychotischen Erkrankungen eingesetzt werden und findet in der klinischen Praxis auch im Rahmen manischer Episoden Anwendung. Ein Vorteil liegt in der geringen Assoziation mit Gewichtszunahme und Diabetes. Unter Therapie mit Ziprasidon zeigen sich etwas häufiger QTc-Verlängerungen als bei anderen AAP, weshalb eine höhere Frequenz von EKG-Kontrollen empfohlen wird (☞ Kap. 9.2.3.)

Praxis

Ziprasidon wirkt antimanisch und phasenprophylaktisch. Es zeigt eine vergleichsweise geringe Assoziation mit dem metabolischen Syndrom.

Aripiprazol

Die antimanische Wirksamkeit von Aripiprazol ist ebenso wie der phasenprophylaktische Effekt gut belegt, wobei manische Rezidive besser verhindert werden als Rückfälle in depressive Phasen. In der Monotherapie bei akuter bipolarer Depression zeigten sich in den ersten Wochen positive Effekte, die jedoch nach einigen Wochen gegenüber Placebo nicht mehr signifikant waren. Die Vorteile von Aripiprazol sind vor allem die geringe Assoziation mit dem metabolischen Syndrom und das weitgehende Fehlen eines sedierenden Effekts. Durch die partiell D2-agonistische Wirkung kann es initial sogar zu aktivierenden Effekten oder Exacerbation einer Psychose kommen, weshalb eine geringe Anfangsdosis empfohlen wird (☞ Kap. 9., Tab. 9.6).

Praxis

Aripiprazol wirkt antimanisch und phasenprophylaktisch, während ein antidepressiver Effekt für bipolare Patienten nicht belegt ist. Ein Vorteil ist das vergleichsweise benigne Nebenwirkungsprofil für das metabolische Syndrom und die geringe Sedierung.

Clozapin

Clozapin wird wegen seiner möglichen Nebenwirkungen wie Gewichtszunahme und Diabetes, insbesondere auch wegen der Gefahr von Leukopenien und Agranulozytose, ausschließlich im Falle einer Therapieresistenz eingesetzt. Es gibt keine ausreichende Evidenz placebokontrollierter Studien bei bipolaren Patienten, wohl aber positive Berichte und klinische Erfahrungen bei therapierefraktärer Manie und in der Phasenprophylaxe.

Praxis

Clozapin wird nur bei Therapieresistenz eingesetzt und bedarf wegen seiner Nebenwirkungen eines besonders intensiven Monitorings (☞ Kap. 9.2.3.).

8.1.2.4. Auswahl der Basistherapie

Auswahl nach Verlaufstyp

Es gibt einige positive Prädiktoren für das Ansprechen auf eine bestimmte Substanz (☞ Tab. 8.2).

Die klassischen Formen der bipolaren Erkrankung scheinen oft gut auf eine Basistherapie mit Lithium anzusprechen. Sie sind gekennzeichnet durch eine euphorisch-manische Indexepisode, eine Abfolge der Phasen von der Manie zur Depression, sowie die Abwesenheit von *Rapid Cycling* und gemischten Phasen. Antiepileptika und atypische Antipsychotika bewähren sich hingegen in vielen Fällen von "atypischer" bipolarer Erkrankung mit vorwiegender Depression, der Phasenfolge Depression – Manie, Dysphorie, gemischten Phasen und *Rapid Cycling*. Auch wenn anamnestisch bereits mehrere affektive Phasen bestanden haben, scheint das Ansprechen auf Lithium insgesamt geringer zu sein als auf atypische Antipsychotika und Antiepileptika. Diese klinischen Anhaltspunkte für die Medikamentenauswahl sind lediglich als Tendenzen zu verstehen und können im individuellen Einzelfall abweichen.

Verlaufsformen mit Schwerpunkt Manie

Wenn manische Episoden oder gemischte Phasen stark im Vordergrund stehen, wird der Akzent auf "klassische" *Mood Stabilizer* (Lithium, Valproinsäure) und atypische Antipsychotika gesetzt, die einen entsprechenden Schutz vor manischen Rezidiven bieten. Wenn Lithium eingesetzt wird, sollte ein Plasmaspiegel im oberen Bereich der therapeutischen Breite angestrebt werden.

Verlaufsformen mit Schwerpunkt Depression

Bei Bipolar-Typ II-Patienten und starkem Überwiegen der depressiven Phasen kommen Strategien in Betracht, die einen stärkeren Schutz vor depressiven Rückfällen bieten. Diese umfassen neben Lamotrigin vor allem atypische Antipsychotika

	• "Klassische" bipolare Erkrankungen • Euphorische Manie • Muster Manie-Depression • Indexepisode Manie • Vorwiegende Manie • Bipolar Typ I	• "Atypische Verlaufsformen" • Dysphorie • Muster Depression-Manie, gemischte Phasen • Vorwiegende Depression • *Rapid Cycling* • Bipolar Typ II • Zahlreiche affektive Episoden in der Anamnese
Lithium	+++	++
Antiepileptika und Atypische Antipsychotika	++	+++

Tab. 8.2: Klinische Prädiktoren für Therapieansprechen auf unterschiedliche Substanzen in der Basistherapie.

mit erwiesener antidepressiver Wirksamkeit (Quetiapin, eventuell Olanzapin), in manchen Fällen aber auch dauerhafte Kombinationen von antimanisch wirksamen Substanzen mit Antidepressiva. Eine längerfristige Verabreichung von Antidepressiva kann allerdings mit Komplikationen behaftet sein und unterliegt genauen Bedingungen, die im Kap. 8.1.5.2. besprochen werden. Wird Lithium eingesetzt, sollte ein Plasmaspiegel im unteren Bereich der therapeutischen Breite angestrebt werden.

Familienanamnese

Ein nicht zu unterschätzender Faktor ist die Familienanamnese: Wenn ein anderes betroffenes Familienmitglied auf eine spezielle Substanz gut angesprochen hat, sollte diese jedenfalls in die engere Auswahl gezogen werden.

Nebenwirkungsprofil

Es gibt nur wenige Daten, die aufgrund von klinischen Parametern eine Bevorzugung von manchen MS gegenüber anderen rechtfertigen können. Wie in vielen Bereichen der Medizin erfolgt daher häufig die Auswahl der Medikation durch Negativkriterien – also Unverträglichkeiten, Wechselwirkungen mit Begleitmedikation, Komorbiditäten und Kontraindikationen.

Monotherapie versus Polypharmazie

In einigen Fällen kann mit einer Monotherapie der erwünschte prophylaktische Effekt erzielt werden. Für den Versuch einer Monotherapie sind prinzipiell geeignet:

- Lithium, Valproinsäure, Carbamazepin
- Zunehmend werden auch alle atypischen Antipsychotika monotherapeutisch eingesetzt.

Zur Monotherapie nicht geeignet sind:

- Lamotrigin (außer evtl. in Einzelfällen bei Bipolar Typ II; kein Schutz vor Manie)
- Antidepressiva (Gefahr von *Switch* und Phasenakzeleration, ☞ Kap. 8.1.5.2.)

Die Mehrzahl aller bipolaren Patienten wird aber letztlich mit Kombinationstherapien – oft Lithium oder ein Antiepileptikum zusammen mit einem atypischen Antipsychotikum – als Basistherapie behandelt. Auch andere Strategien, wie die Kombinationen von Lithium mit Antiepileptika finden häufigen Einsatz. Sie werden im Kap. 8.1.4. vorgestellt. Verschiedene nichtmedikamentöse Therapieformen kommen im Rahmen therapieresistenter Verläufe und adjuvant in Betracht (☞ Kap. 8.2.).

Zusatztherapie in einer affektiven Phase

Wenn trotz prophylaktischer Basistherapie eine affektive Phase auftritt, muss die medikamentöse Therapie entsprechend angepasst werden. Dieser Schritt sollte möglichst frühzeitig erfolgen, da in vielen Fällen so der volle Ausbruch der Phase verhindert oder zumindest abgeschwächt werden kann. Aus diesem Grunde sind auch sehr regelmäßige ärztliche Kontrollen mit einem ständigen Abfragen des Vorhandenseins eventueller Frühwarnzeichen einer wieder beginnenden Depression oder Manie nötig (☞ Kap. 9.1.).

8.1.3. Manische Phasen

8.1.3.1. Rahmenbedingungen

Eine Reihe körperlicher Erkrankungen, aber auch zahlreiche Medikamente und Drogen können das Risiko für ein Manie-Rezidiv erhöhen und müssen als Ursache für die aktuelle Phase ausgeschlossen werden (☞ Kap. 9.4.). Es empfiehlt sich, bei jeder Zusatzmedikation – auch rezeptfreie und pflanzliche Medikamente – auf eventuelle Frühwarnzeichen einer neuen Episode zu achten.

Im Rahmen akuter manischer Episoden mit mangelnder Krankheitseinsicht kann es zu schwierigen, manchmal gefahrvollen Situationen durch Eigen- und Fremdgefährdung kommen. Um diese nach Möglichkeit zu vermeiden, sollten grundlegende Verhaltensregeln für den Umgang mit manischen Patienten eingehalten werden (☞ Tab. 8.3.).

8.1.3.2. Therapie bei oraler *Compliance*

Der erste Schritt in der Pharmakotherapie ist die Evaluierung der aktuellen Medikation. Falls Antidepressiva eingenommen werden, sollten diese unverzüglich abgesetzt werden. Wenn noch keine Prämedikation besteht, empfiehlt sich bei akuter Manie eine Therapie mit Atypischen Antipsychotika, Valproinsäure oder Kombinationstherapien von AAP mit *Mood Stabilizern* (Goodwin, 2009). Lithium kann auch als Option erster Wahl in Monotherapie oder Kombinationstherapien eingesetzt werden, wobei manche Therapierichtlinien eine Empfehlung nur bei leicht ausgeprägten manischen Phasen geben (Yatham, 2009). Carbama-

Respekt	• Respektvoller Umgang • Genaue Information des Patienten über alle Vorgänge
Verhalten	• Ausreichender Abstand • Augenkontakt • Ruhige Sprache • Zeit zum Reden und Äußern von Wünschen geben
Bestimmtheit	• Souveränität bewahren • Auf Provokation nicht mit Beleidigungen reagieren, sondern mit dem Hinweis der potenziellen rechtlichen Konsequenzen
Schutz	• Anwesenheit von ausreichend Personal sicherstellen • Eigenen Fluchtweg offen halten • Gefährliche Gegenstände (eigene Kleidung, Patient, Umgebung) fernhalten • Besondere Vorsicht: Schmuck, spitze und scharfe Gegenstände
Rechtsgrundlage	• Für die Behandlung bei drohender Selbst- oder Fremdgefährdung existiert eine Rechtsgrundlage mit verbindlichen gesetzlichen Bestimmungen • Aufklärung über die Notwendigkeit einer Behandlung und die rechtlichen Grundlagen (inklusive Patientenrechte)

Tab. 8.3: Verhaltensregeln im Umgang mit akut manischen Patienten bei drohender Selbst- oder Fremdgefährdung.

zepin wird heute seltener eingesetzt, auch weil bei der oft nötigen Kombination mit anderen Medikamenten Wechselwirkungen auftreten können. Um ausreichend Schlaf zu sichern, sollen adjuvant Benzodiazepine oder niedrigpotente Antipsychotika verabreicht werden. Wenn Patienten bereits auf eine Basistherapie eingestellt sind, sollten Blutspiegelbestimmungen der eingenommen Medikamente durchgeführt werden, um die korrekte Dosierung und Compliance zu überprüfen. Als Augmentationsstrategie kommen die Kombination von AAP mit Lithium oder Valproinsäure, aber auch die gleichzeitige Anwendung von Lithium und Valproinsäure in Frage. Wenn auch verschiedene Kombinationsversuche nicht den gewünschten Erfolg bringen, kann ein Therapieversuch mit Clozapin oder Elektrokonvulsionstherapie (☞ Kap. 8.2.1.) in Betracht gezogen werden. Die Therapieempfehlungen sind in Abb. 8.2 zusammengefasst.

8.1.3.3. Therapie bei mangelnder oraler *Compliance*

Die Möglichkeit einer medikamentösen Therapie kann bei schweren manischen Phasen durch fehlende Krankheitseinsicht und Therapiebereitschaft eingeschränkt sein. In diesen Fällen kommen im stationären Rahmen auch parenteral anwendbare Medikamente zum Einsatz. Valproinsäure kann in einer Dosierung von 1200-1800 mg/Tag als intravenöse Infusion verabreicht werden. Atypische Antipsychotika mit guter Wirksamkeit in manischen Phasen stehen zum Teil zur i.m.-Injektion zur Verfügung. Zur unspezifischen Sedierung werden Tranquilizer eingesetzt, gelegentlich auch niedrigpotente Antipsychotika. Die intravenöse oder intramuskuläre Verabreichung von typischen Antipsychotika sollte nur im begründeten Einzelfall erfolgen und in Dauer und Dosierung auf das absolut notwendige Minimum beschränkt werden. In Fällen starker Erregung und Aggression können vorübergehend auch stärker sedierende Neuroleptika wie Zuclopenthixol, welches auch als 3-Tages-Depot zur Verfügung steht, verabreicht werden.

Die Therapieoptionen bei fehlender *Compliance* für orale Medikation sind in Tab. 8.4 zusammengefasst.

8.1.4. Gemischte Phasen

Auf eine Therapie mit Antidepressiva sollte bei gemischten Phasen im Regelfall verzichtet werden, selbst wenn depressive Symptome im Vorder-

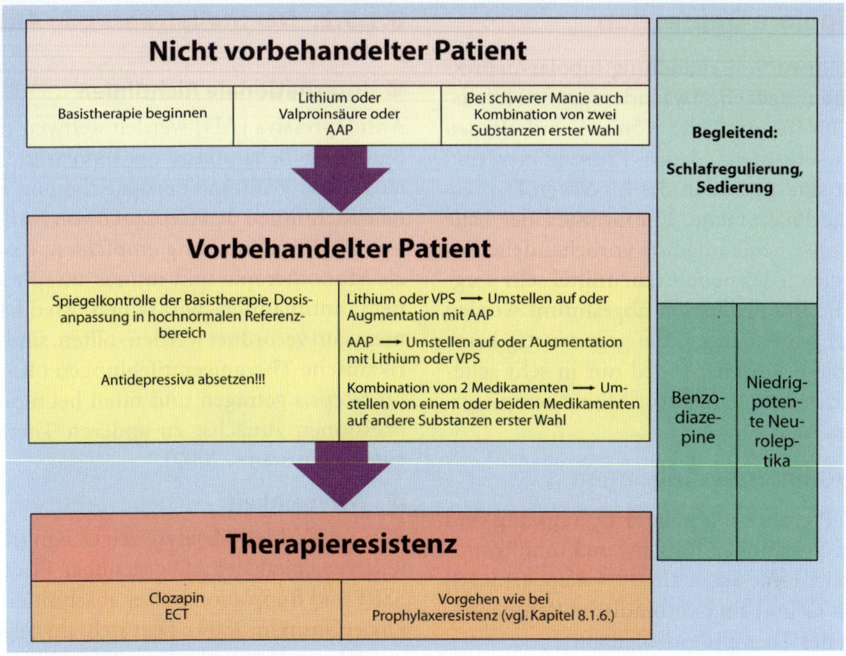

Abb. 8.2: Therapieschema bei manischer Episode. Modifiziert nach Goodwin (2009) und Yatham (2009). VPS: Valproinsäure; AAP: Atypische Antipsychotika.

	Wirkstoff	Dosierung	Bemerkung
Atypische AP zur i.m.-Applikation	Olanzapin Ziprasidon Aripiprazol	ED 10 mg, MTD 20 mg ED 10 mg, MTD 40 mg* ED 9,75 mg, MTD 30 mg*	So kurz wie möglich, nur bis *Compliance* für orale Medikation besteht
Kurzdepot	Zuclopenthixol	50-150 mg als 3-Tages-Depot	Nur kurzfristig in Fällen starker Erregung und Aggression
Intravenöse Infusion	Valproinsäure	1200-1800 mg/Tag	
	Benzodiazepine z.B. Diazepam, Lorazepam		Nicht als Dauertherapie!
	Typische Antipsychotika z.B. Haloperidol	möglichst niedrig dosiert und kurzfristig	Nur im begründeten Einzelfall

Tab. 8.4: Therapieoptionen bei fehlender oraler *Compliance*.
ED: Einzeldosis, MTD: maximale Tagesdosis.
* indiziert für die Akuttherapie von Erregungszuständen bei Patienten mit Schizophrenie.

grund stehen. Der Akzent der Behandlung liegt bei Substanzen, die zur Basistherapie verwendet werden. Es gibt Hinweise aus klinischen Studien, dass Lithium bei gemischten Episoden weniger gut wirksam sein könnte als bei rein manischen. Derartige Unterschiede wurden für Antiepileptika und atypische Antipsychotika nicht gefunden, die daher bevorzugt einzusetzen sind. Es gibt jedoch keinen Grund, eine bereits bestehende Therapie mit Lithium zu beenden. Vielmehr kommen für diesen Fall Kombinationstherapien mit mehreren Basistherapeutika in Betracht. Auch Elektrokonvulsionstherapie ist in Fällen von Therapieresistenz eine mögliche Option (☞ Kap. 8.2.1.).

8.1.5. Bipolare Depression

Die medikamentöse Behandlung bipolar-depressiver Patienten stellt eine besonders große Herausforderung an das ärztliche Können und Wissen dar. Therapieresistenz, lange Phasendauer und Suizidalität sind gerade in der bipolaren Depression häufige Phänomene. Ein Großteil der Fälle betrifft bereits medikamentös vorbehandelte Patienten, sodass jedes neue Arzneimittel sehr sorgfältig auf die Prämedikation abgestimmt werden muss. Auch bei Patienten, die gegenwärtig keine Basistherapie bekommen, wird nur in sehr seltenen Fällen eine medikamentöse Monotherapie angewendet werden können.

8.1.5.1. Rahmenbedingungen

Depressive Phasen bei bipolarer Erkrankung sind Hochrisiko-Situationen für schwere Komplikationen – in erster Linie Suizidalität (☞ Kap. 8.1.8.2.). Aus diesem Grund sind verbindliche Rahmenbedingungen der Therapie einzuhalten:

- Evaluierung der Suizidalität
- Tranquilizer
  Bei Agitation, Schlafstörung und Suizidgedanken empfiehlt sich die Verschreibung anxiolytischer und sedierender Begleitmedikation.
- Supportive psychotherapeutische Begleitung
- Stationäre Therapie
  Bei drängenden Suizidgedanken sollte eine stationäre Aufnahme an einer Fachabteilung erwogen werden.
- Hochfrequente Kontakte und Notfallplan
  Engmaschige Kontrollen erhöhen die Sicherheit für Betroffene und Behandler. Eine Terminvereinbarung "nach Bedarf des Patienten" ist nicht ausreichend, vielmehr sollten regelmäßige Termine fixiert werden und im Fall des Nicht-Einhaltens eine aktive Kontaktaufnahme von Seiten der Betreuer erfolgen. In einem Notfallplan werden ständig erreichbare Kontaktadressen vermittelt und das Vorgehen bei Exacerbation der Depression festgelegt (☞ Kap. 9.1.)

8.1.5.2. Der Stellenwert von Antidepressiva

Internationale Richtlinien

Antidepressiva (AD) werden weltweit routinemäßig in der Behandlung der bipolaren Depression eingesetzt. Während europäische und internationale Richtlinien den Gebrauch von Antidepressiva mit der Einschränkung empfehlen, dass sie nicht als Monotherapie und immer zusammen mit einem antimanisch wirksamen Medikament gemeinsam verordnet werden sollten, sind nordamerikanische Therapieempfehlungen oft von größerer Skepsis getragen und raten bei bipolaren Depressionen zunächst zu anderen Therapiestrategien (Hausmann, 2007).

Wirksamkeit

Eine große Meta-Analyse zeigte signifikante Vorteile verschiedener AD gegenüber Placebo, wobei SSRI und Bupropion besser abschnitten als Trizyklika (Gijsman, 2004). Dies steht im Gegensatz zur unipolaren Depression, wo Trizyklika gute Wirksamkeit beweisen. In einer neueren klinischen Studie in Nordamerika konnte jedoch kein signifikanter Effekt von SSRI oder Bupropion im Vergleich zu Placebo gefunden werden (Sachs, 2007). Diese widersprüchlichen Forschungsergebnisse sind schwer zu interpretieren. Sie lassen es jedenfalls als möglich erscheinen, dass AD bei manchen Formen der bipolaren Depression weniger gut wirksam sein könnten als bei rein unipolaren Depressionen. Es besteht aber keine ausreichende wissenschaftliche Evidenz, um allgemein an ihrer Wirksamkeit bei bipolarer Depression zu zweifeln (Grunze, 2005).

"Switch", Phasenakzeleration und chronische Dysphorie

Die Therapie mit AD ist in einigen Fällen mit der Auslösung manischer Phasen (*"Switch"*) und Phasenakzeleration assoziiert. Dabei kommt es zu einer Beschleunigung des Ablaufs der einzelnen Episoden mit immer kürzer werdenden Abständen. In manchen Fällen scheinen Antidepressiva auch mit der Entwicklung chronisch-dysphorischer Zustände assoziiert zu sein (El Mallakh, 2008).

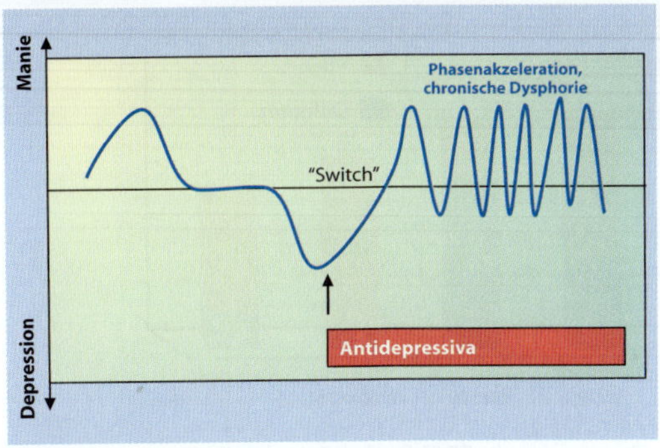

Abb. 8.3: *"Switch"*, Phasenakzeleration und chronische Dysphorie als mögliche Komplikation durch Antidepressiva.

Um diese Komplikationen zu vermeiden, muss aus ärztlicher Sicht manchmal Zurückhaltung und Vorsicht in der Verschreibung von AD geübt werden. Für die Patienten selbst ist jedoch das wichtigste Ziel meist die möglichst schnelle Remission. Nicht selten wird berichtet, dass ein spezielles Antidepressivum bei einer vorhergehenden depressiven Phase besonders "gut" gewirkt hat. Der mögliche Zusammenhang mit einer nachfolgenden manischen Episode ist in der Regel für die Patienten jedoch schwer zu erkennen und sollte im Rahmen einer sorgfältigen und vollständigen Aufklärung vermittelt werden (☞ Kap. 9.3.).

Klassenunterschiede

SSRI und Bupropion zeigen ein geringeres *"Switch"*-Risiko als Trizyklika. Auch Venlafaxin scheint häufiger mit neu auftretenden manischen Phasen assoziiert zu sein, was möglicherweise als Klasseneffekt auch auf andere duale Antidepressiva wie Duloxetin und Milnacipran zutrifft. Von dem Gebrauch trizyklischer Antidepressiva (TCA) ist bei bipolaren Patienten insgesamt eher abzuraten, und duale Antidepressiva sollten nicht als erste Option gewählt werden. Für Antidepressiva mit anderen Wirkmechanismen gibt es derzeit keine ausreichenden Erkenntnisse.

Kombinationen

Die gleichzeitige Anwendung verschiedener Gruppen von Antidepressiva zielt auf eine Erhöhung der Wirksamkeit ab und kann gelegentlich bei langer Therapieresistenz zum Einsatz kommen. Typische Beispiele aus dem Bereich der unipolaren Erkrankungen sind die Kombination von SSRI oder dualen Antidepressiva mit Mirtazapin oder Trazodon. Derartige Therapieschemen sind für bipolare Erkrankungen jedoch nicht systematisch erforscht, und negative Auswirkungen können nicht ausgeschlossen werden. Sie sollten daher Spezialisten für den Fall hartnäckiger Therapieresistenz vorbehalten bleiben.

Dauer der Therapie

Auch die Empfehlungen zur Dauer der Therapie mit AD unterscheiden sich von denen bei unipolarer Depression. Es erscheint sinnvoll, in den meisten Fällen die antidepressive Medikation nach Abklingen der depressiven Symptomatik abzusetzen. Eine Subgruppe bipolarer Patienten, vor allem Bipolar-Typ II-Patienten ohne *"Switch*-Anamnese",

<table>
<tr><th>Substanz</th><th colspan="2">"Switch"-Risiko</th></tr>
<tr><td>SSRI</td><td>Mäßig</td><td rowspan="2">Möglich als 1. Wahl zusammen mit einem antimanisch wirksamen Medikament</td></tr>
<tr><td>Bupropion</td><td>Mäßig</td></tr>
<tr><td>Venlafaxin</td><td>Höher</td><td rowspan="2">Nur als 2. Wahl zusammen mit einem antimanisch wirksamen Medikament</td></tr>
<tr><td>Andere duale Antidepressiva</td><td>Vermutlich höher</td></tr>
<tr><td>Trizyklische Antidepressiva</td><td>Hoch</td><td>Nicht empfehlenswert!</td></tr>
<tr><td>Andere Antidepressiva, Kombinationen</td><td colspan="2">Keine ausreichende Datenlage, evtl. bei Therapieresistenz</td></tr>
<tr><td>Dauer der Therapie</td><td colspan="2">• Im Regelfall Absetzen nach Abklingen der depressiven Symptomatik
• Längerfristige Therapie nur bei
- Rückkehr depressiver Symptomatik bei Absetzen
- Fehlen von Phasenakzeleration und "Switch"
- guter Verträglichkeit
- mangelnder Alternative</td></tr>
</table>

Tab. 8.5: Antidepressiva bei bipolarer Depression.

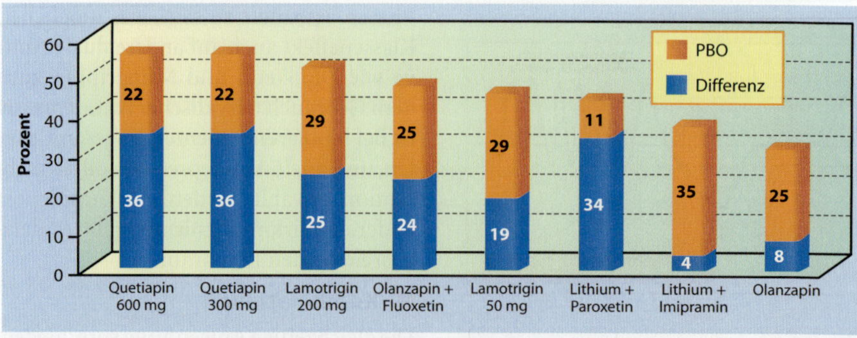

Abb. 8.4: Ansprechen auf Pharmakotherapie bei bipolarer Depression (≥ 50 % Reduktion des Gesamt-Scores auf gängigen Depressions-Skalen). Modifiziert nach Ketter (2005).
PBO: Placebo, Differenz: Differenz zwischen Placebo und Verum.

kann aber von einer länger dauernden Einnahme von Antidepressiva profitieren. Für diese Patienten ist ein langfristiger Einsatz vertretbar (Altshuler, 2006).

Die Empfehlungen zur Verwendung von Antidepressiva bei bipolaren Erkrankungen sind in Tab. 8.5 zusammengefasst.

Andere Therapiestrategien in der bipolaren Depression sind nicht mit einem erhöhten Risiko zur Auslösung manischer Phasen oder Phasenakzeleration assoziiert und zeigen gute Wirksamkeit. Sie werden aus diesem Grunde oft als Strategie erster Wahl empfohlen.

8.1.5.3. Der Stellenwert von atypischen Antipsychotika

Die gute antimanische Wirksamkeit verschiedener atypischer Antipsychotika (AAP) ist bereits seit längerer Zeit gut belegt. Erkenntnisse über den Einsatz in der Phasenprophylaxe und bipolaren Depression sind jedoch erst jüngeren Datums. Im Unterschied zu klassischen Antidepressiva ist für AAP kein negativer Einfluss auf den Verlauf der Erkrankung im Sinne einer *Switch*-Gefahr oder Phasenakzeleration bekannt. Allerdings ist speziell die antidepressive Wirkung bei bipolaren Patienten kein Klasseneffekt der gesamten Gruppe, sondern scheint substanzspezifisch aufzutreten. So konnten für Quetiapin und Olanzapin positive Effekte gefunden werden, nicht aber für andere AAP. Es gibt Hinweise, dass die Kombinationstherapie von klassischen Stimmungsstabilisierern mit AAP bessere Ergebnisse erzielt als die Monotherapie. In den letzten Jahren stieg der Gebrauch von AAP in der Behandlung bipolarer Erkrankungen an. Sie haben heute einen festen Platz in der Therapie der Manie, der akuten Depression und in der Erhaltungstherapie.

8.1.5.4. Therapierichtlinien bei bipolarer Depression

In einem ersten Schritt sollte bei jeder bipolaren Depression die aktuelle Medikation bezüglich Dosis, Blutspiegel und *Compliance* evaluiert und gegebenenfalls angepasst werden. In einigen Fällen kann bei leichter oder mittelgradiger Depression so bereits der gewünschte Therapieerfolg erzielt werden.

Bei Patienten, die aktuell keine Medikation einnehmen, empfiehlt sich die Neueinstellung auf Lithium oder Lamotrigin (in Kombination mit einem antimanisch wirksamen Medikament). Allerdings muss Lamotrigin sehr langsam aufdosiert werden und der Wirkungseintritt ist verzögert, so dass diese Strategie ohne Zusatzmedikation nur bei leichteren Depressionen in Frage kommt. Auch eine Monotherapie mit Quetiapin oder die Kombination von Olanzapin mit Fluoxetin wird von einigen Therapierichtlinien empfohlen. Bei mittelgradigen und schweren depressiven Episoden kommen auch Antidepressiva in Kombination mit Basistherapie zum Einsatz. Wenn bereits eine Prämedikation mit Lithium, VPS oder Lamotrigin besteht, kann die Kombination mit SSRI oder Bupropion gewählt werden. Eine Alternative stellt die Kombination von zwei *"Mood Stabilizern"* zur Basistherapie dar. Antidepressiva sollten jedenfalls immer nur zusammen mit antimanisch wirksamen Medikamenten verabreicht werden. Bei mangelndem Therapieerfolg kann zunächst auf eine andere Strategie der zweiten Wahl zurückgegriffen werden. Erst dann kommen Kombinationen mit

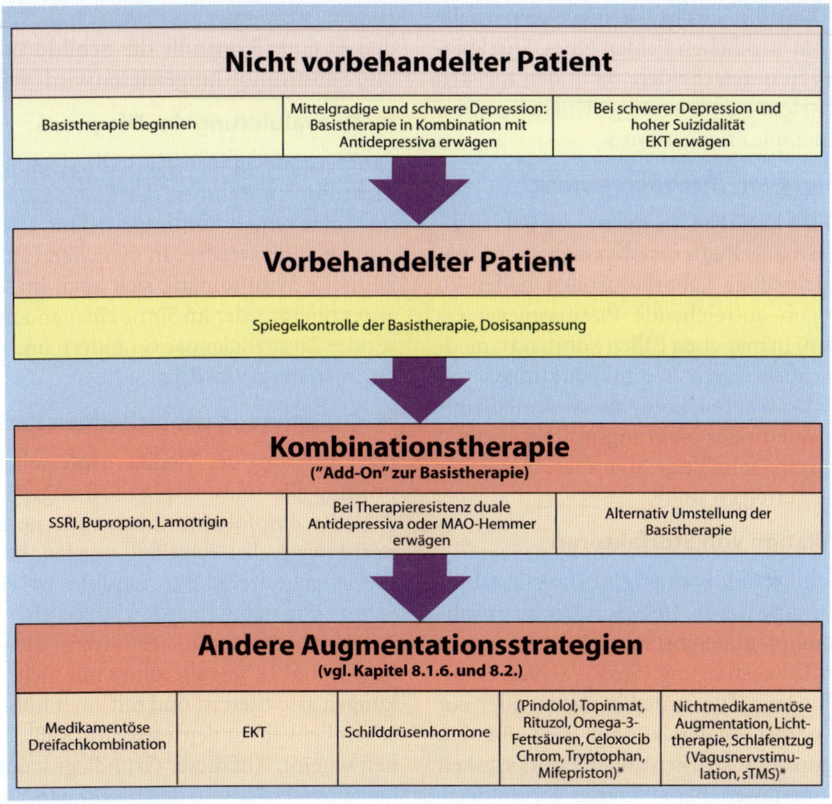

Abb. 8.5: Therapieschema bei bipolarer Depression. Modifiziert nach Goodwin (2009) und Yatham (2009).
* Einzelne Berichte über Wirksamkeit, jedoch keine ausreichende Evidenz für eine allgemeine Therapieempfehlung, experimentelle Verfahren.
EKT: Elektrokonvulsionstherapie; rTMS: repetitive Magnetstimulation.

Carbamazepin, Dreifachkombinationen von *"Mood Stabilizern"* mit Antidepressiva und atypischen Antipsychotika, duale Antidepressiva und MAO-Hemmer in Betracht (☞ Kap. 8.1.4.). Schilddrüsenhormone bewähren sich als adjuvante Strategie besonders bei niedrigen Hormonspiegeln oder *Rapid-Cycling*-Verläufen.

Die Elektrokonvulsionstherapie ist eine gute nichtmedikamentöse Alternative im Falle einer Therapieresistenz. Bei sehr schweren Depressionen kommt sie auch als Mittel erster Wahl in Betracht (☞ Kap. 8.2.1.).

8.1.6. Prophylaxeresistenz

Es gibt keine einheitliche Definition von "Prophylaxeresistenz" bei bipolaren Erkrankungen. Verlaufsformen, bei denen es trotz mehrerer adäquater Therapieversuche nur zu einem partiellen Ansprechen oder zum Ausbleiben eines spürbaren Effekts kommt, sind jedoch nicht selten und stellen eine besondere Herausforderung in der Behandlung dar. In vielen Fällen haben auch verschiedene nichtmedikamentöse Faktoren einen destabilisierenden Einfluss auf den Erkrankungsverlauf, weshalb eine genaue Analyse aller Begleitumstände erfolgen sollte (☞ Kap. 9.4.).

Beurteilung und Quantifizierung der Resistenz

In einem ersten Schritt sollte erhoben werden, wie weit die bisherigen Therapieversuche zu einer Veränderung des Verlaufs geführt haben. Zu diesem Zweck muss retrospektiv ein längerfristiger Beobachtungszeitraum beurteilt werden, im Mindestfall ein Jahr, bei *Rapid Cycling* 6 Monate. Art, Dauer und Frequenz der Episoden werden bestimmt und mit dem vorangegangenen Zeitraum verglichen. Wurde ein Stimmungskalender benutzt, kann dieser als ideale Grundlage herangezogen werden (☞ Kap. 9.3.). Es ist wichtig, eine partielle Response vom wirklichen Fehlen eines Therapieansprechens zu unterscheiden, da in den meisten Fällen nur bei letzterer eine völlige Umstellung der Pharmakotherapie erwogen wird.

Ausschluss von "Pseudoresistenz"

In vielen Fällen liegt die Ursache für das Fehlen eines Effekts in mangelhafter medikamentöser *Compliance*. Regelmäßige Laborkontrollen helfen zu überprüfen, ob ausreichende Plasmaspiegel erreicht werden. In manchen Fällen können zu niedrige Spiegel auch durch Wechselwirkungen mit anderen Medikamenten, komplementärmedizinischen Präparaten oder Nahrungsmitteln bedingt sein, weshalb eine sorgfältige Anamnese möglicher Interaktionen erfolgen sollte.

Identifikation von Störfaktoren

Viele Begleitumstände können eine stark destabilisierende Wirkung haben. Insbesondere zu erwähnen sind Alkohol- und Substanzabusus. Aber auch Aspekte der Lebensführung (Stress, Schlafverhalten), verschiedene Zusatzmedikamente oder somatische Komorbiditäten können sich auf den Verlauf ungünstig auswirken und die Wirksamkeit der medikamentösen Basistherapie vermindern. Hypothyreosen gehören mit zu den häufigsten Ursachen, weswegen ausdrücklich auf die Notwendigkeit einer Kontrolle der Schilddrüsenfunktion und Substitution hingewiesen wird (☞ Kap. 9.4.).

Reevaluierung der Diagnose

Differenzialdiagnostische Überlegungen sollten nicht nur im Rahmen der Erstdiagnose, sondern im Sinne einer kontinuierlichen Reevaluierung durchgeführt werden. In manchen Fällen kann die klinische Symptomatik sich auch im Verlauf neu akzentuieren oder im Sinne einer anderen Diagnose oder Zusatzdiagnose verändern und eine Therapieanpassung erfordern.

Optimierung der bisherigen Basistherapie

Die Dosierung der Medikamente soll nach Überprüfung aller Plasmaspiegel so angepasst werden, dass der empfohlene therapeutische Bereich erreicht wird. Im Regelfall werden hochnormale Werte angestrebt. Für Lithium ist ein besserer Schutz vor manischen Rezidiven eher im oberen Referenzbereich zu erwarten (Plasmaspiegel >0,8 mmol/l), was allerdings mit mehr Nebenwirkungen assoziiert ist und mit einer höheren Wahrscheinlichkeit für depressive Rückfälle einherzugehen scheint. Auf dieser Grundlage kann ein an die derzeitige Phase und den bisherigen Verlauf angepasstes "Fein*tuning*" der Dosierung erfolgen. Für

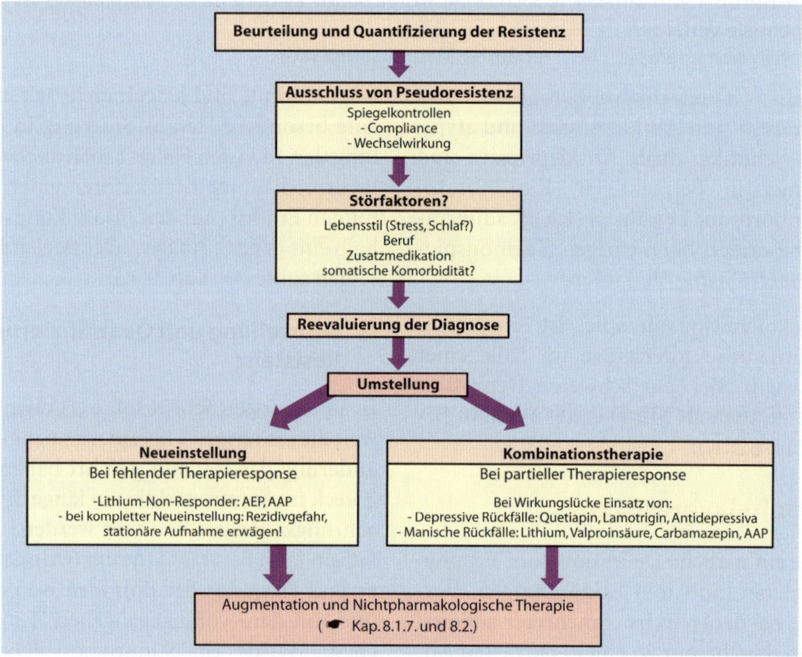

Abb. 8.6: Vorgehen bei Prophylaxeresistenz. AEP: Antiepileptika; AAP: atypische Antipsychotika.

andere Substanzen sind Zusammenhänge von Plasmaspiegel und Polarität der Rezidive nicht klar nachgewiesen.

Umstellung der Basistherapie

Wenn es durch die bisherige Basistherapie zu einem partiellen Therapieansprechen gekommen ist, spricht vieles für eine Beibehaltung und Intensivierung der Therapie durch Kombinationsschemata. Ein Absetzen und die völlige Neueinstellung sollten nur bei wirklichem Therapieversagen oder inakzeptablen Nebenwirkungen erfolgen. Besondere Vorsichtsmaßnahmen sind wegen der Rezidivgefahr und der erhöhten Suizidalität für das Absetzen von Lithium einzuhalten (☞ Kap. 8.1.8.2.). Die meisten Therapieempfehlungen raten bei Lithium-Nonrespondern zu einer Umstellung auf Antiepileptika oder atypische Antipsychotika oder zu einer entsprechenden Kombination.

Kombinationstherapie

Die Kombination von zwei oder mehr Subtanzen als Basistherapie ist in der klinischen Praxis weit verbreitet und beruhte lange vor allem auf empirischen Erfahrungen. In den letzten Jahren belegten jedoch auch einige klinische Studien den Nutzen verschiedener Kombinationen. In der Regel ergeben sich für die Kombination bessere prophylaktische Effekte als bei Monotherapie, allerdings auch erhöhte Nebenwirkungsraten. Da viele zur Basistherapie verwendete Substanzen miteinander interagieren können, ist jede Kombination sehr sorgfältig auf Wechselwirkungen oder erhöhte Toxizität zu überprüfen. Einen Überblick über häufige Interaktionen gibt Tab. 8.6.

Praxis

Die Kombination von zwei oder mehr Medikamenten zur Basistherapie kann die prophylaktische Wirksamkeit erhöhen, vergrößert jedoch das

Kombination		Mögliche Wechselwirkungen und erhöhte Risiken
Lithium	Antiepileptika	• Neurotoxizität • Carbamazepin: Herzrhythmusstörungen
	Antipsychotika	• Neurotoxizität • QTc-Verlängerung (v.a. Ziprasidon) • Gewichtszunahme (v.a. Clozapin, Olanzapin)
Valproinsäure	Carbamazepin	• Blutspiegel von Valproinsäure kann sinken • Hepatotoxizität
	Lamotrigin	• *CAVE:* Lamotriginspiegel kann stark ansteigen! Daher Lamotrigin nur sehr langsam aufdosieren (Dosierungsschema laut Fachinformation, Beginn mit 25 mg jeden 2. Tag)
	Antipsychotika	• Gewichtszunahme (v.a. Clozapin, Olanzapin) • Neurotoxizität • Olanzapin: Sedierung, Hepatotoxizität • Quetiapin: Sedierung • Risperidon: Plasmaspiegelveränderungen
Carbamazepin	Zahlreiche Substanzen (Beispiele: Valproinsäure, Lamotrigin, Citalopram, Paroxetin, Bupropion)	• Enzyminduktion und Spiegelsenkung
	Lithium	• Neurotoxizität • Herzrhythmusstörungen
	Clozapin	• Hämatotoxizität (Kontraindikation!)

Tab. 8.6: Auswahl häufiger Wechselwirkungen bei Kombination von Medikamenten zur Basistherapie.

Risiko für unerwünschte Arzneimittelwirkungen und Interaktionen.

Die Auswahl der Substanz, die zur bisherigen Basistherapie hinzugefügt wird, richtet sich auch nach den klinischen Verlaufscharakteristika und der identifizierten "Wirkungslücke".

- Depressive Rezidive
  Bei häufigen depressiven Rezidiven empfiehlt sich vor allem die Kombination mit Lamotrigin oder Quetiapin. In manchen Fällen kommt auch eine längerfristige Kombination mit SSRI oder Bupropion in Betracht (☞ Kap. 8.1.5.2.).
- Manische Rezidive
  Falls bisher noch keine Basistherapie mit Lithium oder Valproinsäure besteht, sollten diese als Therapieoption erwogen werden. Auch Atypische Antipsychotika können als Augmentationsstrategie gewählt werden.
- "Atypische" Verlaufsformen
  Wenn atypische Symptome im Vordergrund der Symptomatik stehen, sollten Antiepileptika und atypische Antipsychotika als Zusatztherapie verwendet werden.

Reevaluierung der Kombinationstherapie

Der Erfolg einer polypharmazeutischen Therapie sollte in angemessenem Abstand beurteilt werden. In manchen Fällen kann es klinisch notwendig sein, die gesamte bisherige Medikation zu revidieren, gegebenenfalls zu beenden und durch einen völlig neuen Therapieansatz zu ersetzen. Wenn auch durch Kombination mehrerer Basistherapeutika keine ausreichende Wirkung erzielt wird, können auch adjuvante Augmentationsstrategien (☞ Kap. 8.1.7.) und nichtmedikamentöse biologische Verfahren (☞ Kap. 8.2.) erwogen werden.

8.1.7. Adjuvante Therapie und Augmentationsstrategien

Eine Reihe von Substanzen, darunter auch Medikamente aus dem experimentellen oder komplementärmedizinischen Bereich sowie "Nahrungsergänzungsmittel", finden gelegentlich bei Therapieresistenz Anwendung. Für manche unter ihnen gibt es Hinweise zur Wirksamkeit, andere können jedoch auch schädlich sein.

Schilddrüsenhormone

Einige Patienten können im Falle einer therapieresistenten Depression von einer Augmentation mit Schilddrüsenhormonen profitieren. Speziell bei *Rapid Cycling*, Hormonwerten im unteren Referenzbereich und bei Vorliegen von Anti-TPO-Antikörpern wird über positive Effekte berichtet (Kelly und Lieberman, 2009; Frye, 2009). Bei Euthyreose wird üblicherweise mit 50-75 µg/die T_4 (Thyroxin) begonnen. Eine Erhöhung der Dosis auf 1,5 µg/kgKG innerhalb von drei Wochen ist möglich. Trijodthyronin wirkt rascher, jedoch ist die Nebenwirkungsrate höher. Unerwünschte Wirkungen umfassen Unruhe, Appetitverlust, Hitzewallungen, Diarrhoe, Schlafstörungen, Herzrhythmusstörungen, Angina pectoris, Hautreaktionen und Muskelkrämpfe. Kontraindiziert sind Schilddrüsenhormone bei schweren kardialen und kardiovaskulären Erkrankungen, Nebenniereninsuffizienz und unbehandelter Hyperthyreose.

Pindolol

Die Ergebnisse zur antidepressiven Augmentationsstrategie von SSRI mit Pindolol, einem Beta-Rezeptorblocker, sind widersprüchlich (Altshuler, 2003; Isaac, 2004). Jüngere Untersuchungen zeigen bessere Effekte bei bipolar als bei unipolar depressiven Patienten, die Datenlage ist jedoch nicht ausreichend für eine allgemeine Empfehlung (Geretsegger, 2008). Ein spezielles Einsatzgebiet könnte die Verbesserung des Ansprechens auf Schlafentzugstherapie sein, welche in einer kleineren kontrollierten Studie gefunden wurde (Smeraldi, 1999).

Calciumantagonisten

Ausgehend von den Erkenntnissen über eine Dysfunktion des Calcium-Haushalts bei bipolaren Erkrankungen (☞ Kap. 4.2.4.) wurden auch Calciumkanalblocker experimentell zur Therapie eingesetzt. Es gibt einzelne Berichte über positive Wirkungen, jedoch keine ausreichende Evidenz für eine allgemeine Empfehlung.

Dopaminagonisten, Methylphenidat und Modafinil

Die Verwendung von Dopaminagonisten wie Amantadin, Pergolid, Pramipexol und Ropirinol in der therapierefraktären Depression kann sich nicht auf die Ergebnisse randomisierter, kontrollierter Studien stützen, zeigt aber in Einzelfällen Wirkung. Ein negativer Effekt auf psychotische Symptome oder *"Switch"*-Phänomene bei bipolarer Depression sind jedoch nicht auszuschließen.

Modafinil ist ein Medikament, das auf bisher noch nicht ausreichend verstandenen Wegen eine Vigilanzsteigerung bewirken kann. Einige Studien zeigen Effekte in der Augmentationstherapie bei unipolarer und bipolarer Depression, insbesondere bei Patienten mit Symptomen wie Fatigue und Schläfrigkeit (Frye, 2007). Im Vergleich zu anderen Stimulanzien wird auch das Abhängigkeitspotential als niedrig oder kaum vorhanden eingeschätzt. Das Risiko eines affektiven *"Switch"* gilt als gering, es gibt jedoch Berichte über Einzelfälle, in denen manische oder hypomanische Episoden ausgelöst wurden. Der Gebrauch derartiger Substanzen ist als *"off-label"* einzustufen und sollte Spezialisten vorbehalten bleiben.

Mifepriston

Mifepriston ist ein Glukokortikoidrezeptor-Antagonist, der in einigen Untersuchungen Hinweise für antidepressive Wirksamkeit zeigte. In einer Studie wurde eine Besserung von Stimmung und kognitiven Störungen bei bipolar depressiven Patienten gefunden (DeBattista, 2006). Aus Tiermodellen sind auch neuroprotektive Effekte bekannt. Es bleibt abzuwarten, ob weitere Studien diese Wirkungen bestätigen.

Nichtsteroidale Antiphlogistika

Celecoxib, ein COX2-Hemmer, zeigte in einer doppelblind placebokontrollierten Studie positive Effekte als *"Add-on"* zur Basistherapie bei bipolarer Depression, die schnell einsetzten, jedoch nicht von anhaltender Dauer waren (Nery, 2008).

Riluzol

Riluzol ist ein antiglutamaterges Präparat, das in der Therapie der Amyotrophen Lateralsklerose eingesetzt wird. Es gibt einige Berichte, die auf einen möglichen antidepressiven Effekt der Substanz in Monotherapie und als Augmentation bei unipolarer und bipolarer Depression hinweisen.

Steroidhormone: DHEA, Östrogene, Testosteron

Es gibt heute einen großen "Markt" für den Einsatz von Steroidhormonen bei depressiven Erkrankungen oder *"Burn-Out"*-Syndrom, obwohl es keine ausreichende wissenschaftliche Grundlage dafür gibt. DHEA, ein Prohormon, kann in verschiedenen Ländern auch als Nahrungsergänzungsmittel erworben werden. Für bipolare Erkrankungen fehlt die wissenschaftliche Evidenz einer positiven Wirkung. Besser bekannt sind jedoch unerwünschte Wirkungen, insbesondere auch das erhöhte Risiko zur Entwicklung verschiedener Neoplasien und manischer Phasen. Ausgehend von diesem Erkenntnisstand muss von einer Hormontherapie bei bipolaren Erkrankungen abgeraten werden, wenn nicht eine primäre endokrinologische, durch den Spezialisten zu behandelnde Erkrankung besteht.

Hypericum perforatum (Johanniskraut)

Johanniskraut wird komplementärmedizinisch häufig zur Therapie leichter oder mittelgradiger Depressionen eingesetzt. Der Wirkmechanismus bleibt trotz intensiver Untersuchungen unklar. Unter anderem wird die Wiederaufnahme von Serotonin, Noradrenalin und Dopamin gehemmt, es gibt aber auch Effekte an Opioidrezeptoren und anderen Neurotransmittersystemen. Für den Einsatz bei bipolaren Depressionen ist vor allem zu beachten, dass einerseits Fälle von therapieinduziertem affektiven *"Switch"* beschrieben wurden, andererseits auch eine Reihe von Nebenwirkungen (z.B. Photosensibilisierung) und Interaktionen (Enzyminduktor an den Cytochromen 3A4 und 1A2) bestehen. Zusammenfassend besteht bei fraglicher Wirksamkeit ein mindestens ebenbürtig ausgeprägtes Nebenwirkungsprofil wie bei Standardantidepressiva (Andreescu, 2008).

Melatonin

Die vielfältigen Wirkungen von Melatonin sind erst lückenhaft erforscht und verstanden. Neben einer milden schlaffördernden Wirkung sind hypotensive und hypothermische Effekte bekannt, die für eine komplexe Rolle von Melatonin in der Steuerung zirkadianer Rhythmen sprechen. Auch das Immunsystem und sexuelle Funktionen unterliegen seinem Einfluss. In den Vereinigten Staaten ist Melatonin als Mittel gegen Schlafstörungen und *"Jet Lag"* frei erhältlich. Es gibt keine relevanten Hinweise für eine Wirksamkeit bei depressiven Erkrankungen und eventuelle negative Folgen auf die körpereigene Hormonproduktion oder andere unerwünschte Wirkungen bei längerfristiger Einnahme sind nicht systematisch untersucht worden.

Tamoxifen

Tamoxifen ist ein selektiver Östrogenrezeptormodulator, der zur Therapie von Mammakarzinomen eingesetzt wird. Der Wirkmechanismus umfasst aber auch eine Hemmung der Proteinkinase C, welche eine Rolle in der Affektregulation zu spielen scheint (☞ Kap. 4.2.4.). Tamoxifen wird experimentell bei therapieresistenten manischen Episoden eingesetzt (Zarate und Manji, 2009).

Omega-3-Fettsäuren

Omega-3-Fettsäuren kommen in natürlichen Nahrungsmitteln wie Fisch, Sojaprodukten und Speiseölen als Grundbausteine von Fetten vor und können als "Nahrungsergänzungsmittel" erworben werden. Einige Untersuchungen ergaben Hinweise für einen eventuellen Zusammenhang zwischen Diäten mit niedrigem Omega-3-Fettsäuregehalt und der Rate von schweren Depressionen und Suizidversuchen. Der mögliche Wirkmechanismus von Fettsäuren bleibt unklar, es wird eine Veränderung der Zellmembranfluidität und von Signaltransduktionsmechanismen diskutiert. Bisherige Studien zur Substitutionstherapie bei unipolarer und bipolarer Depression zeigten unterschiedliche Ergebnisse. Auch hinsichtlich der möglichen Dosierung und Zusammensetzung einer Substitutionstherapie herrscht Unklarheit. Im Allgemeinen werden Omega-3-Fettsäuren sehr gut vertragen, mögliche Nebenwirkungen sind vor allem gastrointestinale Beschwerden und Halitosis.

S-Adenosylmethionin (SAMe)

SAMe ist ein Schlüsselprodukt in der Synthese und Aktivierung von Monoamintransmittern, wodurch ein fördernder Effekt auf das serotoninerge, noradrenerge und dopaminerge System entsteht. In den USA und manchen europäischen Ländern ist SAMe als Nahrungsergänzungsmittel frei erhältlich. Es existieren einige Studien, darunter auch placebokontrollierte, die einen gewissen antidepressiven Effekt zeigen konnten (Williams, 2005). Für bipolare Patienten fehlt jedoch ausreichende Evidenz, und es gibt Berichte über die Entwicklung manischer oder hypomanischer Phasen.

Folsäure und B-Vitamine

Während depressiver Phasen finden sich durchschnittlich niedrigere Folsäurespiegel. Folsäure spielt eine Rolle in der Bildung von S-Adenosylmethionin (SAMe) und hat damit indirekt Effekt auf die Bildung von Monoaminen. Auch das Ansprechen auf antidepressive Medikation scheint bei Patienten mit niedrigem Spiegel schlechter zu sein und kann durch eine Substitutionstherapie verbessert werden (Papakostas, 2005). Ähnliche Befunde zeigten sich auch bei niedrigen Vitamin-B_{12}-Spiegeln. Es erscheint sinnvoll, gerade bei Risikopatienten (geriatrische Patienten, Multimorbidität, Alkoholerkrankung) Spiegelkontrollen durchzuführen und gegebenenfalls eine Substitution zu erwägen. Die übliche Dosierung von Folsäure liegt bei 500 µg/die. Bei höheren Dosierungen sollte beachtet werden, dass der Vitamin-B_{12}-Spiegel absinken kann und die Absorption verschiedener Medikamente (Antiepileptika, orale Kontrazeptiva) vermindert wird.

Inositol

Inositol spielt als *"Second Messenger"* in der Signaltransduktionskette eine wichtige Rolle in der Funktion von Nervenzellen. Antidepressive Effekte sind aus einigen Tiermodellen bekannt, die Ergebnisse klinischer Studien sind jedoch sehr unterschiedlich. In einer Untersuchung an bipolar Depressiven zeigte sich die Augmentation durch Inositol gleichwertig mit Lithium und Lamotrigin, in einer anderen Studie jedoch nicht signifikant besser oder gar schlechter als Placebo (Eden, 2006; Nierenberg, 2006). Insgesamt genügt die Evidenz zum jetzigen Zeitpunkt nicht für eine generelle Empfehlung als Augmentationsstrategie.

Chrom

Chrom ist ein essentielles Spurenelement, das die Insulinproduktion aktiviert und für den Kohlenhydrat- und Fettstoffwechsel nötig ist. Es gibt einzelne Berichte über erniedrigte Werte bei manchen depressiven Patienten und antidepressive Effekte durch Substitution. Bei atypischer Depression zeigte sich insgesamt eine Besserung des Wohlbefindens, vor allem aber eine Rückbildung der Hyperphagie und des Heißhungers auf Kohlenhydrate. Chrom-Piccolinat wird als Nahrungsergänzungsmittel verkauft. Über mögliche unerwünschte Wirkungen bei langfristiger Substitution ist wenig bekannt, zuletzt wurden jedoch Hinweise auf Karzinogenität und Teratogenität diskutiert.

Tryptophan

Tryptophan ist eine essentielle Aminosäure und Vorstufe von Serotonin, die in der normalen Kost in ausreichender Menge enthalten ist. Mangelzustände sind selten, können jedoch zu depressiven Symptomen und kognitiven Störungen führen. Eine Tryptophan-arme Kost wurde experimentell zur Behandlung von manischen Zuständen eingesetzt. Als Nahrungsergänzungsmittel wird es bei Schlafstörungen und als Sedativum eingesetzt, ebenso werden positive Auswirkungen auf die Stimmung berichtet. Für den generellen Einsatz bei bipolaren Erkrankungen gibt es jedoch keine ausreichende wissenschaftliche Evidenz.

8.1.8. Therapie in speziellen Situationen

8.1.8.1. *Rapid Cycling* (RC)

Rapid Cycling ist eine Verlaufskomplikation, die bei jeder Form bipolarer Erkrankungen auftreten kann und prinzipiell mit den gleichen Strategien wie bei allgemeiner Prophylaxeresistenz behandelt wird. Antidepressiva sollten, wenn immer möglich, abgesetzt werden. Besonders häufig ist ein Zusammenhang mit Hypothyreosen. Die Substitutionstherapie mit Schilddrüsenhormonen kann schon bei Laborkontrollen im niedrignormalen Bereich erwogen werden. Es gibt auch Berichte über den erfolgreichen Einsatz nichtmedikamentöser Verfahren wie der Vagusnervstimulation in therapieresistenten Fällen. Die Elektrokonvulsionstherapie scheint in manchen Fällen bei RC hilfreich zu sein, wurde aber in anderen Berichten auch mit der Auslösung von RC in Verbindung gebracht (☞ Kap. 8.2.1.).

8.1.8.2. Suizidalität

Affektive Erkrankungen haben innerhalb der verschiedenen psychiatrischen Diagnosegruppen die höchste Suizidrate. Die meisten Untersuchungen zeigen ein etwas höheres Risiko für unipolare als für bipolare Erkrankungen, jedoch eine besondere Gefährdung solcher Patienten, die initial "falsch" als unipolar diagnostiziert wurden und erst später durch das Auftreten einer manischen oder hypomanischen Episode als "bipolar" reklassifiziert wurden (Sokero, 2005). Das Lebenszeitrisiko für Suizid bei bipolaren Erkrankungen liegt bei bis zu 15 % und ist damit im Vergleich zur Gesamtbevölkerung 15-30fach erhöht. Untersuchungen zeigen, dass viele Patienten in der Zeit vor einem Suizid noch ärztlichen Kontakt haben, jedoch nicht immer von ihren Suizidgedanken berichten oder diese sogar ausdrücklich verneinen. Suizid ist eine der häufigsten Todesursachen bipolarer Patienten. Eine adäquate Identifikation und Behandlung von Risikofaktoren für Suizidalität gehört daher zu den wichtigsten Aufgaben einer umfassenden Therapie.

Spezielle Risikofaktoren

Bipolare Erkrankungen mit komorbiden Angst- und Suchterkrankungen, Persönlichkeitsstörungen, Schlafstörungen und psychotischen Symptomen scheinen mit einem erhöhten Suizidrisiko behaftet zu sein (Neves, 2009). Tendenziell zeigen sich bei Bipolar-Typ II-Verläufen noch häufiger Suizidversuche als bei "klassischen" Typ I-Verläufen. Interessanterweise bestehen in den gemäßigten Breiten auch jahreszeitliche Schwankungen, mit einem Gipfel im Frühling und Frühsommer, und einem zweiten, kleineren Gipfel im Herbst. Das Risiko ist höher in den ersten Jahren nach Erkrankungsbeginn und während depressiver und gemischter Phasen. Als besonders kritische Zeitstrecke wird auch die Periode zwischen der ersten, partiellen Remission depressiver Symptome und der vollen Genesung nach einer depressiven Phase gewertet.

Lebenszeitrisiko	• Bis zu 15 %
Klinische Symptome	• Insomnie • Psychotische Symptome • Agitation • Gefühl der Hoffnungslosigkeit
Komorbiditäten	• Angsterkrankungen • Suchterkrankungen • Persönlichkeitsstörungen
Zeitpunkt	• Saisonalität: Gipfel in Frühling/Frühsommer und Herbst • Depressive und gemischte Phasen • partielle Remission nach schwerer Depression
Anamnese	• Positive Familienanamnese • Frühere Suizidversuche
Medikation	• (Abruptes) Absetzen von Lithium

Tab. 8.7: Risikofaktoren für Suizidalität bei bipolaren Erkrankungen. Nach Goodwin & Jamison (2007).

Suizidprävention – spezielle Faktoren für bipolare Patienten

▶ Anamnese

In einem ersten Schritt sollten für jeden bipolaren Patienten die bisherige Suizidalität und eventuelle Risikofaktoren evaluiert werden. Bei positiver Anamnese empfiehlt es sich, zu fragen, unter welchen Umständen die Suizidversuche aufgetreten sind. Die Information über den genauen Zeitpunkt und die Umstände (Beginn oder Ende einer depressiven Phase, beim Übergang von der Manie zur Depression, während einer spezifischen Jahreszeit oder zu einem besonderen Datum etc.) hilft, in Zukunft ähnliche Risikosituationen früh erkennen zu können.

▶ Medikamentöse Therapie

Im Akutfall empfiehlt es sich, ausreichend Tranquilizer zu verabreichen. Auch alle medikamentös behandelbaren Risikofaktoren wie Insomnie, Angst oder psychotische Symptome sollten gezielt therapiert werden. Es ist jedoch darauf zu achten, dass den Patienten keine gefährlich großen Mengen potentiell toxischer Substanzen auf einmal zur Verfügung gestellt werden. Hier bewähren sich engmaschige Kontakte und die Verschreibung geringerer Stückzahlen. Zahlreiche Untersuchungen zeigen, dass eine Therapie mit Lithium das Suizidrisiko insgesamt senken kann.

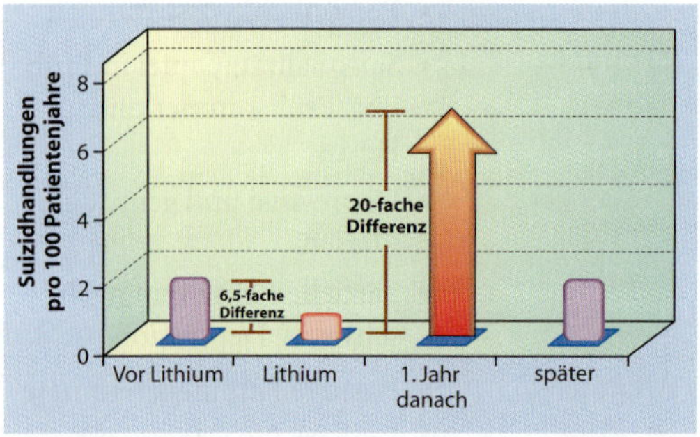

Abb. 8.7: Einfluss von Lithium auf Suizidalität. Verminderung der Suizidhandlungen unter laufender Therapie, "*Rebound*-Suizidalität" im ersten Jahr nach Absetzen. Nach Baldessarini (2006).

Die Voraussetzung dafür ist jedoch eine regelmäßige längerfristige Einnahme, ansonsten kann bei Absetzen der Medikation das Suizidrisiko für einige Monate sogar stark ansteigen. Nur Patienten, die Lithium gut vertragen und gleichzeitig eine sehr hohe und dauerhafte Therapieadhärenz haben, profitieren daher wirklich von seinen suizidprophylaktischen Qualitäten. Wird Lithium abgesetzt, steigt die Suizidrate für ein Jahr auf das 20-fache des ursprünglichen Wertes an, um sich erst danach wieder zu normalisieren (Baldessarini, 2006). Es gibt Hinweise dafür, dass die Therapie mit Antidepressiva in der Initialphase bei manchen depressiven Patienten – speziellen bei Kindern und Jugendlichen – möglicherweise mit einem erhöhten Suizidrisiko assoziiert sein könnte. Obwohl für bipolare Patienten diesbezüglich keine klaren Erkenntnisse bestehen und manche Untersuchungen keine vermehrte Suizidalität (Bauer, 2006) oder sogar eine Verminderung zeigten (Angst, 2002), gilt daher besondere Vorsicht bei Neuverschreibung von Antidepressiva und die Empfehlung, explizit nach eventuell neu auftretenden Suizidgedanken zu fragen.

Notfallplan

Zur gemeinsamen Erstellung eines Notfallplans sollten wo immer möglich die Angehörigen des Patienten miteinbezogen werden. Es ist wichtig, mündlich und schriftlich festzuhalten, an welche Kontaktpersonen oder Einrichtungen sich der Patient bei Verschlechterung des Zustands und stärker werdenden Suizidgedanken im Notfall wenden kann (☞ Kap. 9.1.). Eine stabile und vertrauensvolle therapeutische Beziehung ist die entscheidende Grundlage der Suizidprävention.

Anamnese
• Familienanamnese • Begleitumstände und Auslösefaktoren bisheriger Suizidversuche - Zeitpunkt in Bezug auf Phasen (Beginn, Ende, Übergang) - Saisonalität? - spezifische Daten (Geburtstag, Jahrestage)? - spezifische Konfliktsituationen (Trennungen, berufliche Probleme, ...)
Medikamente
• Im Akutfall: ausreichend Tranquilizer • Verschreibung geringerer Stückzahlen • Antidepressiva: empfohlen, jedoch Vorsicht vor allem in Initialphase und bei Kindern und Jugendlichen - Nicht in gemischten Phasen - Nie alleine, immer in Kombination mit Basistherapie • Chronisch: Lithium senkt das Suizidrisiko bei regelmäßiger Einnahme, erhöht das Risiko jedoch bei Absetzen
Notfallplan
☞ Kap. 9., Tab. 9.2

Tab. 8.8: Vorgehen und Überlegungen im Zusammenhang mit Suizidalität bei bipolaren Patienten.

8.1.8.3. Familienplanung und Schwangerschaft

Eine sorgfältige Aufklärung aller bipolaren Patientinnen im gebärfähigen Alter über den möglichen Einfluss der medikamentösen Therapie auf Fertilität, Kontrazeption und Schwangerschaft sollte zur routinemäßigen Behandlung gehören und gut dokumentiert werden.

Fertilität

Valproinsäure wurde mit einer erhöhten Rate an Polycystischem-Ovar-Syndrom in Verbindung gebracht und könnte auf diesem Weg die Fertilität mindern. Bei Patientinnen mit explizitem Kinderwunsch wird es nicht als Therapieoption erster Wahl empfohlen (Goodwin, 2009). Antipsychotika, die den Prolaktinspiegel erhöhen, können Libidoveränderungen und Zyklusstörungen auslösen.

Kontrazeption

Carbamazepin kann durch Enzyminduktion zu einem vermehrten Abbau von oralen Kontrazeptiva führen und deren Wirksamkeit verhindern. Auf diesen möglichen Effekt sollen alle Patientinnen im gebärfähigen Alter ausdrücklich hingewiesen werden. Umgekehrt können orale Kontrazeptiva den Blutspiegel von Lamotrigin senken.

Einfluss einer Schwangerschaft auf den Erkrankungsverlauf

Gravidität und Entbindung gehen mit erheblichen und zum Teil relativ abrupten physiologischen Veränderungen einher, die ein Risikofaktor für die Auslösung affektiver Phasen bei bipolarer Veranlagung sind. Der erste postpartale Monat scheint dabei besonders kritisch und ist ein typischer Zeitpunkt für die Erstmanifestation (Munk-Olsen, 2006). Insgesamt kommt es bei mindestens 25 % aller bipolaren Patientinnen postpartal zu einem Rückfall. Das Risiko für ein Rezidiv während der Schwangerschaft scheint sich zu verdoppeln, wenn eine zuvor verabreichte phasenprophylaktische Medikation nicht weitergegeben wird. Es kann durchaus erhebliche Raten von mehr als 50 % aller Fälle erreichen (Viguera, 2007). Rückfälle während der Schwangerschaft können einerseits selbst einen negativen Einfluss haben, andererseits kann zu ihrer Behandlung letztlich sogar ein höherer Medikamentenbedarf entstehen. Daher sollte das große Risiko beim Absetzen einer phasenprophylaktischen Medikation während der Schwangerschaft sehr sorgfältig gegen einen möglichen Nutzen durch Wegfall eventueller teratogener Medikationseffekte abgewogen werden.

• Stress und erhöhte Stresshormonausschüttung • Suizid der Mutter • Alkohol- und Drogengebrauch • Physische Gewalt • Mangelernährung • Sexuell übertragbare Erkrankungen, intrauterine Infektionen • Verminderte mütterliche Fürsorge und Zuwendung • Risiko für Neugeborenes durch postpartale Manie, Depression oder Psychose

Tab. 8.9: Erhöhtes Risiko für Fötus und Neugeborenes während peri- oder postpartaler affektiver Phasen der Mutter.

In vielen Fällen wird die Basistherapie unter sorgfältigem Monitoring auch während einer Schwangerschaft fortgeführt und verläuft in der Mehrzahl ohne wesentliche Komplikationen.

Teratogenes Risiko

Wegen der verhältnismäßig geringen Fallzahlen gibt es für viele Psychopharmaka nur eingeschränkt bewertbare Erkenntnisse zu Teratogenität, neonatalen Nebenwirkungen und längerfristigen Effekten auf die Entwicklung.

Antiepileptika

Von allen verschiedenen Medikamentengruppen, die in der Behandlung bipolarer Erkrankungen verwendet werden, sind Antiepileptika vermutlich die am besten untersuchten. Sie scheinen insgesamt ein vergleichsweise hohes teratogenes Potential aufzuweisen. Vor allem unter Therapie mit Valproinsäure ist das Malformationsrisiko deutlich erhöht und erreicht das zwei- bis dreifache im Vergleich zu medikationsfreien Schwangerschaften. Das Risiko steigt dosisabhängig und erreicht die höchsten Werte bei einem Serumspiegel >70 µg/ml oder Dosierungen >1000 mg und bei Kombination mit anderen Antiepileptika. Überdies scheint es eine Assoziation mit Entwicklungsverzögerung und einem verminderten IQ beim Nachwuchs zu geben. Zusammenfassend stellt Valproinsäure nach heutiger Erkenntnis vermutlich die problematischste Substanz innerhalb der Gruppe dar. Die meisten Untersuchungen zu Carbamazepin zeigen ein in etwa verdoppeltes Malformationsrisiko. Typische Antiepileptika-assoziierte Fehlbildungen sind vor allem Neuralrohrdefekte. Zur Prophylaxe wird eine Substitution mit Folsäure (5 mg/die) empfohlen. Lamotrigin galt längere Zeit als vergleichsweise wenig teratogene Substanz. In letzter Zeit gibt es jedoch ebenfalls Hinweise für eine leicht erhöhte Fehlbildungsrate, insbesondere für Lippen-Kiefer-Gaumen-Spalten (Holmes, 2008).

Lithium

Frühere Untersuchungen ließen eine klare Assoziation von Lithium mit kardiovaskulären Fehlbildungen, vor allem der seltenen, aber schwerwiegenden Ebstein-Anomalie, annehmen. Diese konnte jedoch in neueren Studien nicht mit derartig deutlicher Ausprägung bestätigt werden und Lithium gilt heute nicht mehr als Hochrisiko-Teratogen. Insgesamt scheint das Malformationsrisiko etwa 1,5fach erhöht zu sein.

Antipsychotika

Obwohl es einzelne Berichte über Fehlbildungen unter typischen und atypischen Antipsychotika gibt, weist die bisherige Datenlage nicht konsistent auf ein spezifisches teratogenes Risiko hin. Aufgrund der spärlichen Daten kann ein solches zwar nicht mit Sicherheit ausgeschlossen werden, gilt jedoch als nicht wahrscheinlich oder nur gering ausgeprägt. Allerdings wurde über eine erhöhte Rate von Schwangerschaftsdiabetes unter verschiedenen Antipsychotika berichtet (Reis und Kallen, 2008).

Antidepressiva

Die Datenlage zu teratogenen Effekten von Antidepressiva sind widersprüchlich. Während eine große Meta-Analyse keinen signifikanten Einfluss fand (Einarson und Einarson, 2005), wurde in einer neueren Studie eine unspezifisch gering erhöhte Malformationsrate bei SSRI-Gebrauch in der Frühschwangerschaft gezeigt (Wogelius, 2006). Werden SSRI bis zur Entbindung gegeben, ist möglicherweise die Rate einer persistierenden neonatalen pulmonalen Hypertonie erhöht, weswegen oft das Absetzen ein bis zwei Wochen vor dem geplanten Geburtstermin empfohlen wird. Trizyklische Antidepressiva sind insgesamt weniger untersucht.

Betreuung in der Schwangerschaft

Wenn immer möglich, sollte eine Schwangerschaft im Voraus mit der Patientin und den behandelnden Ärzten und Ärztinnen aller betroffenen Fachgebiete (Psychiatrie, Gynäkologie, Neonatologie) abgestimmt und geplant werden. Besonderer Wert sollte auf eine sorgfältige, schriftlich dokumentierte Aufklärung über alle Behandlungsmöglichkeiten – inklusive der Vor- und Nachteile einer medikamentösen Therapie bzw. der möglichen Komplikationen bei Verzicht – gelegt werden. In jedem Fall sind bipolare Patientinnen in der Schwangerschaft intensiv und hochfrequent zu betreuen. Ein besonderer Fokus liegt dabei auch in der unmittelbar prä- und postnatalen Zeit, wo wöchentliche psychiatrische Kontrollen empfehlenswert sind. Da es während der Schwangerschaftsmonate zu zahlreichen physiologischen Veränderungen kommt, die den Metabolismus stark verändern können, sollten auch regelmäßig Plasmaspiegel bestimmt werden. Dies gilt ganz besonders direkt postpartal, wo es durch rapide metabolische Veränderungen sehr schnell zu erheblichen Spiegelschwankungen kommen kann.

Stillen

Alle Psychopharmaka treten in unterschiedlicher Konzentration in die Muttermilch über und können beim Neugeborenen zu Nebenwirkungen führen, die prinzipiell gleich oder ähnlich wie bei Erwachsenen sind. Stillende Mütter müssen daher besonders genau aufgeklärt werden und sollen auf mögliche Zeichen einer unerwünschten Medikamentenwirkung beim Säugling achten. Lithium erreicht in der Muttermilch etwa 40 % der mütterlichen Plasmakonzentration und gilt wegen seiner potenziellen Toxizität als relativ kontraindiziert. Unter Carbamazepin und Valproinsäure wurden Anämien, Thrombopenien und Leberschäden bei Stillkindern berichtet, sodass engmaschige Laborkontrollen auch bei diesen indiziert sind. Atypische Antipsychotika finden sich ebenfalls im Plasma gestillter Kinder, gelten jedoch als vergleichsweise sicher in der Anwendung (Aichhorn, 2005). Clozapin wird jedoch wegen der Agranulozytosegefahr als kontraindiziert angesehen. Für SSRI wurden stark variierende Plasmaspiegel bei Neugeborenen festgestellt, und es gibt Berichte über klinische Symptome bei abruptem Absetzen. Für alle Substanzen gilt das Prinzip der Risiko-Nutzen-Abwägung. Diese sollte immer auch schriftlich festgehalten und in regelmäßigen Abständen reevaluiert werden.

8.2. Nichtmedikamentöse biologische Therapieverfahren

8.2.1. Elektrokonvulsionstherapie (EKT)

Die EKT ist eine ausgezeichnet wirksame und meist relativ gut verträgliche Therapieoption bei vielen affektiven Erkrankungen. Sie kommt gerade auch bei bipolaren Erkrankungen trotz ihrer Vorteile eher selten zum Einsatz. Vor allem wegen der häufigen Vorurteile über ihre Nebenwirkungen und der Verwechslung mit "Elektroschocks" besteht oft eine ungerechtfertigte Zurückhaltung, die Indikation zur EKT zu stellen.

Datenlage zur Wirksamkeit

Bipolare Depression

Die meisten Studien zeigen ein ähnlich gutes Therapieansprechen wie bei unipolarer Depression. Es liegt insgesamt etwa in der Größenordnung von 80 %, geringer jedoch bei bisher therapieresistenten Fällen. Im Schnitt scheint das Ansprechen auf die Therapie schneller zu sein als bei unipolarer Depression (Sienaert, 2009).

Manische und gemischte Episoden

Weniger bekannt ist, dass die EKT auch erfolgreich zur Therapie manischer Episoden eingesetzt werden kann. Die Responserate liegt auch hier bei etwa 80 % - bei pharmakoresistenter Manie kann immerhin noch in mehr als der Hälfte der Fälle eine Vollremission durch EKT erreicht werden. Auch die Wirksamkeit bei gemischten Phasen ist inzwischen durch Studien belegt (Valenti, 2008).

Rapid Cycling (RC)

Die Datenlage zum Einsatz bei *Rapid Cycling* ist derzeit noch spärlich und inkonklusiv. Es existieren einzelne Berichte über erfolgreiche Interventionen, aber auch über die Auslösung von RC durch EKT.

Erhaltungstherapie

Die Wirksamkeit einer medikamentösen Prophylaxe erscheint gerade bei jenen Fällen, die nicht auf Pharmakotherapie, wohl aber auf eine EKT angesprochen haben, oft fraglich. Nur wenige Publikationen beschäftigen sich mit der Möglichkeit einer fortgesetzten Erhaltungs-EKT zur Sicherung des Behandlungserfolgs bei davor therapieresistenten Verläufen. Einzelne Fallberichte mit positivem *Outcome* existieren jedoch (Zisselman, 2007).

Therapierichtlinien für die EKT

In den verschiedenen nationalen und internationalen Richtlinien herrscht weitgehend Übereinstimmung, dass die EKT nur als Behandlungsmethode bei Therapieresistenz in Betracht gezogen werden sollte. Es gibt allerdings Ausnahmen zu dieser restriktiven Handhabung:

Schwerste depressive Episoden

Wenn aktuell eine hochgradige depressive Episode mit ernst zu nehmender Suizidalität, eventuell auch Nahrungs- und Flüssigkeitsverweigerung oder katatonen Symptomen vorliegt, wird die EKT auch als Therapieoption erster Wahl in Betracht gezogen (Goodwin, 2009).

► Schwangerschaft

Im Vergleich zu Pharmakotherapie gilt die EKT auch in der Schwangerschaft als sichere Methode. Sie kann daher als primäre Option in Erwägung gezogen werden, wenn eine Intervention zwingend nötig ist.

Wirkmechanismus

Der Wirkmechanismus der EKT ist zwar gut beforscht, jedoch nur lückenhaft verstanden. Unter der Therapie kommt es zu multiplen Veränderungen in zahlreichen Neurotransmittersystemen und zu einem positiven Effekt auf die Bildung verschiedener neurotropher Faktoren wie BDNF *("brain derived neurotrophic factor")*. Der Metabolismus mehrerer Neurotransmitter (Dopamin, Serotonin, Noradrenalin, Glutamat) wird moduliert. Eine Verminderung der β_1-Rezeptordichte und Zunahme von 5HT2-Rezeptoren vor allem im Hippocampus und Cortex könnte für die antidepressive Wirkung verantwortlich sein. Es findet sich aber auch ein Effekt auf Dopaminrezeptoren, welcher die antipsychotische und antimanische Wirkung erklären könnte. Schließlich zeigt sich auch die Konzentration verschiedener Neuropeptide wie Neuropeptid Y und verschiedener synaptischer Proteine wie Synapsin I und III verändert, und es gibt Hinweise für einen Einfluss auf die Funktion von Gliazellen.

Unerwünschte Wirkungen

Neben dem allgemeinen Narkoserisiko, das für die EKT als besonders niedrig einzustufen ist (schwerwiegende Komplikationen bei etwa 1:10.000 Patienten), sind einige mögliche unerwünschte Wirkungen zu beachten.

► Kognitive Störungen

Postiktale delirante Syndrome und reversible Amnesien (anterograd, retrograd, autobiographisches Langzeitgedächtnis) sind relativ häufig. In der Regel kommt es aber zu einer schnellen Rückbildung der Symptomatik. Retrograde Amnesien können in einigen Fällen jedoch auch länger bestehen. Die Frequenz kognitiver Störungen ist erhöht bei bilateraler oder bifrontaler Elektroplatzierung. Auch die gleichzeitige Anwendung von Lithium scheint einen ungünstigen Einfluss zu haben, weshalb für diese Fälle zumindest eine niedrige Dosierung mit Plasmaspiegel im unteren Referenzbereich empfohlen wird.

► Protrahierte Krämpfe

Protrahierte Krampfanfälle, im Extremfall auch ein Status epilepticus, gehören zu den sehr seltenen Risiken. Ursächlich finden sich oft Therapien mit krampfschwellensenkenden Medikamenten oder eine krankhaft erhöhte Epilepsie-Neigung. In jedem Falle sollte nach 120 Sekunden Krampfdauer das Anfallsgeschehen medikamentös beendet werden, was in der Regel durch parenterales Verabreichen von Benzodiazepinen gelingt.

► *"Switch"* und Auslösung manischer Episoden

Das Risiko zur Auslösung eines *"Switch"* in die Manie wird zwischen 3 % (Grunhaus, 2002) und 12 % (Angst, 1992) angegeben. In der Regel sollte bei bipolaren Patienten gleich nach Rückbildung der depressiven Symptomatik und jedenfalls bei Auftreten (hypo-)manischer Symptome die EKT-Behandlung abgebrochen werden.

Kontraindikationen

Weder hohes Alter noch Schwangerschaft stellen eine Kontraindikation zur Durchführung einer EKT dar. Vorsicht ist jedoch geboten bei rezentem Myokardinfarkt oder cerebralem Insult, erhöhtem Hirndruck, cerebralen Gefäßmissbildungen, Gerinnungsstörungen, Phäochromozytom und Ablatio retinae.

8.2.2. Schlafentzugstherapie

Datenlage zur Wirksamkeit und Indikationen

Schlafentzug ist eine oft unmittelbar wirksame Maßnahme, um eine rasche Symptomreduktion bei depressiven Episoden zu erzielen. Der größte Vorteil liegt in dem schnell einsetzenden Therapieeffekt. Etwa 60 % aller depressiven Patienten scheinen gut auf die Behandlung anzusprechen (Leibenluft und Wehr, 1992). Bipolare Patienten zeigten in einigen Untersuchungen sogar noch bessere Ergebnisse (Barbini, 1998). Besonders günstig erscheint die Kombination mit Lithium, Pindolol oder Lichttherapie. In der Regel ist die Wirkung jedoch ohne weitere Maßnahmen nicht anhaltend. Daher wird Schlafentzug vor allem adjuvant bei Therapieresistenz eingesetzt.

Wirkmechanismus

Trotz zahlreicher Einzelergebnisse verschiedener Untersuchungen ist der Wirkmechanismus auch heute noch unzureichend verstanden. Klar ist, dass Schlafentzug zu einer Veränderung chronobiologischer Rhythmen führt. Diese spiegeln sich beispielsweise in Sekretionsmustern von Monoaminen, Acetylcholin, Adenosin und Glutamat wider. Bei Respondern findet sich auch eine erhöhte Renin-Ausschüttung und eine verminderte Aktivität der Hypophysen-Nebennierenachse. Überdies konnte eine stimulierende Wirkung auf die Neurogenese im Bereich des Hippocampus gezeigt werden.

Nebenwirkungen

Am zweiten Tag nach Schlafentzug kommt es häufig zu einer Verschlechterung des Befindens. Rückfälle sind seltener, wenn gleichzeitig andere antidepressive Therapien angewendet werden (Antidepressiva, Lithium). Es können auch hypomanische oder manische Phasen ausgelöst werden, die Komplikation scheint aber insgesamt nicht häufig zu sein. Das Schmerzempfinden ist in manchen Fällen am Folgetag verstärkt, weshalb die Methode bei Schmerzpatienten als weniger günstig zu beurteilen ist.

Durchführung

Bei einem klassischen Schlafentzug wird der Patient dazu angeleitet, eine volle Nacht und den darauffolgenden Tag hindurch wach zu bleiben. Es ist wichtig, darüber aufzuklären, dass auch schon kurze Schlafperioden während der Nacht und am darauffolgenden Tag den antidepressiven Effekt aufheben. Sowohl der Tag vor dem Schlafentzug als auch der Folgetag sollten völlig normal verbracht werden. Der erste Versuch sollte nach Möglichkeit nicht alleine stattfinden, sondern mit Betreuung in stationärer Umgebung. Nachdem die Methode vom Patienten erlernt wurde, kann sie eventuell auch zu Hause alleine oder in Anwesenheit von Angehörigen angewandt werden. Eine Wiederholung ist je nach Verträglichkeit ein- bis zweimal pro Woche möglich. Eine alternative Möglichkeit ist der partielle Schlafentzug in der zweiten Nachthälfte ab ein Uhr nachts. Im Gegensatz dazu hat Wachbleiben in der ersten Nachthälfte keinen günstigen Effekt. Eine dritte Möglichkeit stellt die Schlafrhythmusänderung über den Zeitraum einer Woche dar. Dabei wird am Folgetag eines partiellen Schlafentzugs acht Stunden zwischen 17 Uhr nachmittags und 1 Uhr nachts geschlafen. In den nächsten Tagen wird die Schlafzeit um jeweils eine Stunde nach hinten verlegt, sodass nach einer Woche wieder eine Periode zwischen 22 Uhr abends bis 6 Uhr morgens erreicht wird. In Forschungsabteilungen bzw. Schlaflabors wird auch selektiv ein Entzug der REM-Schlafphasen durchgeführt.

8.2.3. Lichttherapie

Datenlage zur Wirksamkeit und Indikationen

Lichttherapie wird vor allem zur Behandlung der saisonalen Depression (*"seasonal affective disorder"*, SAD) eingesetzt, wo sie interessanterweise besonders günstige Ergebnisse bei "atypischen" Depressionssymptomen zu haben scheint, die auch im Rahmen bipolarer Erkrankungen gehäuft auftreten (MacKenzie und Levitan, 2005). Für bipolare Depressionen existieren einige positive Berichte, die auf eine gewisse Effektivität der Behandlung schließen lassen, jedoch keine großangelegten, systemischen Untersuchungen. Die beste Evidenz besteht als Zusatztherapie zu Schlafentzug, dessen antidepressive Wirkung so verstärkt wird (Benedetti, 2005). Aus heutiger Sicht ist sie daher vor allem als Adjuvans in therapieresistenten Fällen zu empfehlen. Als nebenwirkungsarme Methode wird sie auch von einigen Patientinnen in der Schwangerschaft und Stillzeit gegenüber anderen Therapieoptionen bevorzugt.

Wirkmechanismus

Der genaue Wirkmechanismus ist nicht bekannt. Frühere Theorien gingen von einem positiven Effekt auf chronobiologische Rhythmen durch Normalisierung einer pathologisch veränderten Melatoninsekretion aus, während heute auch direkte Effekte über das Auge und den Tractus retinohypothalamicus angenommen werden.

Durchführung

Im Rahmen einer Lichttherapie werden Patienten täglich künstlichem Tageslicht ausgesetzt. Die Patienten werden üblicherweise morgens für die Dauer einer halben Stunde (nach neuen Therapieschemen auch zu anderen Tageszeiten) dem Licht exponiert. Etwa einmal in der Minute soll dabei kurz direkt in die Lichtquelle geschaut werden. Die ersten stimmungsaufhellenden Effekte zeigen sich oft nach einer Wirklatenz von drei bis sieben Tagen. Die Lichtintensität und Exposition können bei mangelndem Erfolg auch gesteigert werden. In den letzten Jahren gab es vermehrt Bemühungen, die Effekte der Lichttherapie durch Veränderung der Applikationszeit und -länge sowie durch Kombinationen mit anderen Therapieformen zu optimieren. Ein wirklich einheitliches Vorgehen konnte jedoch noch nicht erzielt werden.

Nebenwirkungen

Insgesamt ist die Lichttherapie nebenwirkungsarm. Bei zu starker Exposition kann es zu Reizungen am Auge kommen und entzündliche Augenerkrankungen können eine Kontraindikation darstellen. Einige Psychopharmaka, darunter Trizyklische AD und Lithium, können photosensibilisierende Effekte aufweisen und so bei Lichtexposition zu Exanthemen und Augenreizungen führen. Für Patienten mit dieser Medikation werden daher auch begleitende augenärztliche Kontrollen empfohlen. Bei bipolar-depressiven Patienten ist auf ein potentielles Risiko zur Auslösung hypomanischer oder manischer Episoden zu achten (Benedetti, 2005).

8.2.4. Vagusnervstimulation (VNS)

Datenlage zur Wirksamkeit und Indikationen

Die Vagusnervstimulation ist eine Technik, die in der Behandlung medikamentös nicht ausreichend beherrschbarer Epilepsie eingeführt wurde. Sie wird experimentell auch bei therapieresistenter Depression eingesetzt. Inzwischen existieren einige Daten zur Behandlung therapieresistenter bipolarer Depression und bei therapieresistentem *Rapid Cycling*, die eine gute Effizienz und Verträglichkeit auch für einen längeren Zeitraum (bis zu 2 Jahre) zeigen (Nierenberg, 2008; Marangell, 2008). Somit könnte die VNS in Zukunft zu einer interessanten Option bei Prophylaxeresistenz werden.

Wirkmechanismus

Durch einen operativen Eingriff wird im Halsbereich ein Schrittmacher am linken Vagusast eingesetzt, der den Nerven in regelmäßigen Abständen stimuliert und so eine Erhöhung des Vagotonus bewirkt (☞ Abb. 8.8). In der Folge kommt es im ZNS zu Veränderungen des regionalen Blutflusses und des noradrenergen und serotoninergen Systems, vermutlich durch Aktivierung von Kerngebieten im Tractus solitarius mit sekundären Projektionen zu limbischen und kortikalen Strukturen, sowie zu wichtigen noradrenergen Zentren (Locus coerulaeus) und serotoninergen Zentren (Raphekerne) im Hirnstamm.

Nebenwirkungen

Potenzielle Nebenwirkungen der VNS sind lokale Irritationen oder Infektionen im Implantationsbereich. In seltenen Fällen kann es durch den Eingriff auch zu einer Verletzung umgebender Strukturen kommen (Rekurrensparese). Auch eine Veränderung der Stimmlage, Heiserkeit und Halsschmerzen wurden berichtet. Bei der Implantation und Erststimulation können manchmal Herzrhythmusstörungen auftreten. Insbesondere sind passageres Vorhofflimmern, Bradykardie und Asystolie beschrieben. Es gibt auch Berichte über Gewichtsabnahme und vermindertes Hungergefühl, Diarrhoe und Horner-Syndrom (Bodenlos, 2007; Pardo, 2007).

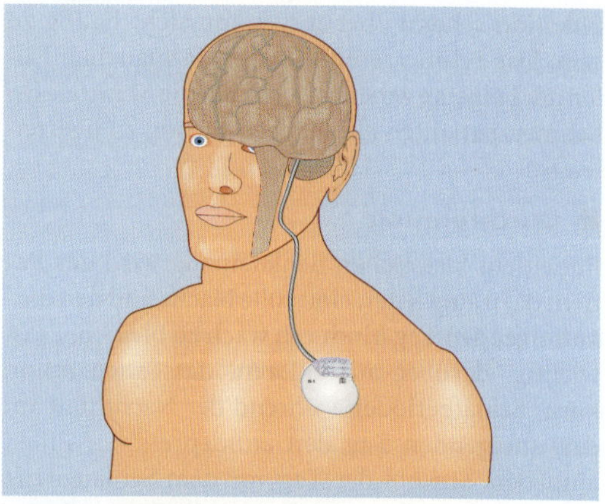

Abb. 8.8: Zur Vagusnervstimulation wird im Halsbereich ein Schrittmacher am linken Vagusast eingesetzt. Der erhöhte Vagotonus kann sich positiv bei therapieresistenter Depression auswirken.

8.2.5. Transkranielle Magnetstimulation (TMS)

Die transkranielle Magnetstimulation ist eine nicht-invasive Technologie, bei der mit Hilfe starker Magnetfelder verschiedene Bereiche des Gehirns stimuliert oder gehemmt werden können. Sie wird vor allem in der Therapie neurologischer Erkrankungen eingesetzt, es gibt jedoch auch einige Hinweise zur Wirksamkeit bei unipolar und bipolar depressiven Erkrankungen sowie bei manischen Episoden. Die Ergebnisse konnten jedoch bisher nicht konstant repliziert werden (Dell'Osso, 2009; Praharaj, 2009). Einige kleine Fallserien beschreiben auch Erfolge in der Langzeittherapie (Li, 2004). Allerdings gibt es Unklarheit über den bestmöglichen Applikationsmodus (Frequenz, Intensität) und Stimulationsort. Durch die derzeit verwendeten TMS-Geräte werden nur oberflächliche Regionen des Gehirns erreicht. Bei affektiven Erkrankungen wird zumeist der präfrontale Cortex stimuliert. Neuere Geräte erreichen jedoch auch tiefer gelegene Regionen und befinden sich in Erprobung. Ebenso wird an einer Optimierung und Vereinheitlichung der Stimulationstechniken gearbeitet. Unerwünschte Wirkungen sind selten und in der Regel gering ausgeprägt. Neben Kopfschmerzen gibt es vereinzelte Berichte über die Auslösung hypomanischer und manischer Episoden oder epileptischer Anfälle (Conca, 2000; Hausmann, 2004). Aus heutiger Sicht ist die Technik der TMS für affektive Erkrankungen noch nicht genügend ausgereift, um eine allgemeine Therapieempfehlung geben zu können.

8.2.6. Tiefe Hirnstimulation *("deep brain stimulation"*, DBS)

Bei der DBS wird im Rahmen einer stereotaktischen Operation eine Sonde in bestimmte Hirnregionen implantiert, die ähnlich einem Herzschrittmacher elektrische Impulse abgibt. Die Stimulation führt nach heutigen Erkenntnissen nicht zu Nervenläsionen und die Effekte sind bei Abschalten der Sonde reversibel. Einsatzgebiete der DBS sind vor allem schwere, therapierefraktäre Fälle von Morbus Parkinson und Dystonien. Auch im Bereich depressiver Erkrankungen gibt es Berichte über Behandlungserfolge dieser hochexperimentellen Therapie. Die dabei stimulierten Regionen sind zumeist das subgenuale Cingulum (☞ Kap. 4.3., Abb. 4.3) und der Nucleus accumbens, aber auch andere Regionen kommen für die DBS bei therapieresistenter Depression in Betracht (Schlaepfer, 2008). In einigen Fällen konnten die Patienten durch die Therapie deutlich profitieren und hatten nur wenige Nebenwirkungen. Allerdings sind die neuroanatomischen Grundlagen gerade bei psychiatrischen Erkrankungen zum jetzigen Zeitpunkt nur unvollständig verstanden, und direkte Eingriffe in Regionen des zentralen Nervensystems können unerwartete Auswirkungen haben. So gab es beispielsweise bei Parkinsonpatienten nach DBS-Behandlung Berichte über eine erhöhte Suizidrate oder manische Episoden. Da überdies Empfindungen und Verhalten sehr direkt beeinflusst werden können und mögliche unerwünschte Effekte mangels Vorerfahrungen nicht mit Sicherheit auszuschließen sind, ergeben sich auch zahlreiche ethische Fragen zum Einsatz der DBS.

8.3. Literatur

Aichhorn W, Stuppaeck C, Whitworth AB, 2005. Risperidone and breast-feeding. J. Psychopharmacol. 19: 211-213.

Altshuler LL, Frye MA, Gitlin MJ, 2003. Acceleration and augmentation strategies for treating bipolar depression. Biol. Psychiatry 53: 691-700.

Altshuler LL, Suppes T, Black DO, Nolen WA, Leverich G, Keck PE, Jr., Frye MA, Kupka R, McElroy SL, Grunze H, Kitchen CM, Post R, 2006. Lower switch rate in depressed patients with bipolar II than bipolar I disorder treated adjunctively with second-generation antidepressants. Am. J. Psychiatry 163: 313-315.

Andreescu C, Mulsant BH, Emanuel JE, 2008. Complementary and alternative medicine in the treatment of bipolar disorder—a review of the evidence. J. Affect. Disord. 110: 16-26.

Angst F, Stassen HH, Clayton PJ, Angst J, 2002. Mortality of patients with mood disorders: follow-up over 34-38 years. J. Affect. Disord. 68: 167-181.

Angst J, Angst K, Baruffol I, Meinherz-Surbeck R, 1992. ECT-Induced and Drug-Induced Hypomania. Convuls. Ther. 8: 179-185.

Baldessarini RJ, Tondo L, Davis P, Pompili M, Goodwin FK, Hennen J, 2006. Decreased risk of suicides and attempts during long-term lithium treatment: a meta-analytic review. Bipolar. Disord. 8: 625-639.

Barbini B, Colombo C, Benedetti F, Campori E, Bellodi L, Smeraldi E, 1998. The unipolar-bipolar dichotomy and the response to sleep deprivation. Psychiatry Res. 79: 43-50.

Bauer MS, Wisniewski SR, Marangell LB, Chessick CA, Allen MH, Dennehy EB, Miklowitz DJ, Thase ME, Sachs GS, 2006. Are antidepressants associated with new-onset suicidality in bipolar disorder? A prospective study of participants in the Systematic Treatment Enhancement Program for Bipolar Disorder (STEP-BD). J. Clin. Psychiatry 67: 48-55.

Benedetti F, Barbini B, Fulgosi MC, Colombo C, Dallaspezia S, Pontiggia A, Smeraldi E, 2005. Combined total sleep deprivation and light therapy in the treatment of drug-resistant bipolar depression: acute response and long-term remission rates. J. Clin. Psychiatry 66: 1535-1540.

Bodenlos JS, Kose S, Borckardt JJ, Nahas Z, Shaw D, O'Neil PM, George MS, 2007. Vagus nerve stimulation acutely alters food craving in adults with depression. Appetite 48: 145-153.

Bowden CL, 2009. Anticonvulsants in bipolar disorders: current research and practice and future directions. Bipolar. Disord. 11 Suppl 2: 20-33.

Conca A, Konig P, Hausmann A, 2000. Transcranial magnetic stimulation induces 'pseudoabsence seizure'. Acta Psychiatr. Scand. 101: 246-248.

DeBattista C, Belanoff J, Glass S, Khan A, Horne RL, Blasey C, Carpenter LL, Alva G, 2006. Mifepristone versus placebo in the treatment of psychosis in patients with psychotic major depression. Biol. Psychiatry 60: 1343-1349.

Dell'Osso B, Mundo E, D'Urso N, Pozzoli S, Buoli M, Ciabatti M, Rosanova M, Massimini M, Bellina V, Mariotti M, Altamura AC, 2009. Augmentative repetitive navigated transcranial magnetic stimulation (rTMS) in drug-resistant bipolar depression. Bipolar. Disord. 11: 76-81.

Eden EA, Demopulos C, Yovel I, Culhane M, Ogutha J, Grandin LD, Nierenberg AA, Sachs GS, 2006. Inositol augmentation of lithium or valproate for bipolar depression. Bipolar. Disord. 8: 168-174.

Egger C, Muehlbacher M, Schatz M, Nickel M, 2007. Influence of topiramate on olanzapine-related weight gain in women: an 18-month follow-up observation. J. Clin. Psychopharmacol. 27: 475-478.

Einarson TR, Einarson A, 2005. Newer antidepressants in pregnancy and rates of major malformations: a meta-analysis of prospective comparative studies. Pharmacoepidemiol. Drug Saf 14: 823-827.

El Mallakh RS, Ghaemi SN, Sagduyu K, Thase ME, Wisniewski SR, Nierenberg AA, Zhang HW, Pardo TA, Sachs G, 2008. Antidepressant-associated chronic irritable dysphoria (ACID) in STEP-BD patients. J. Affect. Disord. 111: 372-377.

Frye MA, Grunze H, Suppes T, McElroy SL, Keck PE, Jr., Walden J, Leverich GS, Altshuler LL, Nakelsky S, Hwang S, Mintz J, Post RM, 2007. A placebo-controlled evaluation of adjunctive modafinil in the treatment of bipolar depression. Am. J. Psychiatry 164: 1242-1249.

Frye MA, Yatham L, Ketter TA, Goldberg J, Suppes T, Calabrese JR, Bowden CL, Bourne E, Bahn RS, Adams B, 2009. Depressive relapse during lithium treatment associated with increased serum thyroid-stimulating hormone: results from two placebo-controlled bipolar I maintenance studies. Acta Psychiatr. Scand. 120: 10-13.

Geddes JR, Calabrese JR, Goodwin GM, 2009. Lamotrigine for treatment of bipolar depression: independent meta-analysis and meta-regression of individual patient data from five randomised trials. Br. J. Psychiatry 194: 4-9.

Geretsegger C, Bitterlich W, Stelzig R, Stuppaeck C, Bondy B, Aichhorn W, 2008. Paroxetine with pindolol augmentation: a double-blind, randomized, placebo-controlled study in depressed in-patients. Eur. Neuropsychopharmacol. 18: 141-146.

Gijsman HJ, Geddes JR, Rendell JM, Nolen WA, Goodwin GM, 2004. Antidepressants for bipolar depression: a systematic review of randomized, controlled trials. Am. J. Psychiatry 161: 1537-1547.

Goodwin G, 2009. Evidence-based guidelines for treating bipolar disorder: revised second edition—recommendations from the British Association for Psychopharmacology. J. Psychopharmacol. 23: 346-388.

Goodwin & Jamison, "Manic Depressive Illness", 2nd Edition, 2007. Oxford University Press. S. 247ff

Goodwin GM, Bowden CL, Calabrese JR, Grunze H, Kasper S, White R, Greene P, Leadbetter R, 2004. A pooled analysis of 2 placebo-controlled 18-month trials of lamotrigine and lithium maintenance in bipolar I disorder. J. Clin. Psychiatry 65: 432-441.

Grunhaus L, Schreiber S, Dolberg OT, Hirshman S, Dannon PN, 2002. Response to ECT in major depression: are there differences between unipolar and bipolar depression? Bipolar. Disord. 4 Suppl 1: 91-93.

Grunze H, 2005. Reevaluating therapies for bipolar depression. J. Clin. Psychiatry 66 Suppl 5: 17-25.

Hartong EG, Moleman P, Hoogduin CA, Broekman TG, Nolen WA, 2003. Prophylactic efficacy of lithium versus carbamazepine in treatment-naive bipolar patients. J. Clin. Psychiatry 64: 144-151.

Hausmann A, Hortnagl C, Walpoth M, Fuchs M, Conca A, 2007. [Are there substantial reasons for contraindicating antidepressants in bipolar disorder? Part II: facts or artefacts?]. Neuropsychiatr. 21: 131-158.

Hausmann A, Kramer-Reinstadler K, Lechner-Schoner T, Walpoth M, Rupp CI, Hinterhuber H, Conca A, 2004. Can bilateral prefrontal repetitive transcranial magnetic stimulation (rTMS) induce mania? A case report. J. Clin. Psychiatry 65: 1575-1576.

Holmes LB, Baldwin EJ, Smith CR, Habecker E, Glassman L, Wong SL, Wyszynski DF, 2008. Increased frequency of isolated cleft palate in infants exposed to lamotrigine during pregnancy. Neurology 70: 2152-2158.

Isaac MT, 2004. Review: combining pindolol with an SSRI improves early outcomes in people with depression. Evid. Based. Ment. Health 7: 107.

Kelly T, Lieberman DZ, 2009. The use of triiodothyronine as an augmentation agent in treatment-resistant bipolar II and bipolar disorder NOS. J. Affect. Disord. 116: 222-226.

Ketter, Advances in the Treatment of Bipolar Disorder, American Psychiatric Publishing, 2005: 59ff

Kleindienst N, Severus WE, Moller HJ, Greil W, 2005. Is polarity of recurrence related to serum lithium level in patients with bipolar disorder? Eur. Arch. Psychiatry Clin. Neurosci. 255: 72-74.

Leibenluft E, Wehr TA, 1992. Is sleep deprivation useful in the treatment of depression? Am. J. Psychiatry 149: 159-168.

Li X, Nahas Z, Anderson B, Kozel FA, George MS, 2004. Can left prefrontal rTMS be used as a maintenance treatment for bipolar depression? Depress. Anxiety. 20: 98-100.

MacKenzie B, Levitan RD, 2005. Psychic and somatic anxiety differentially predict response to light therapy in women with seasonal affective disorder. J. Affect. Disord. 88: 163-166.

Marangell LB, Suppes T, Zboyan HA, Prashad SJ, Fischer G, Snow D, Sureddi S, Allen JC, 2008. A 1-year pilot study of vagus nerve stimulation in treatment-resistant rapid-cycling bipolar disorder. J. Clin. Psychiatry 69: 183-189.

Munk-Olsen T, Laursen TM, Pedersen CB, Mors O, Mortensen PB, 2006. New parents and mental disorders: a population-based register study. JAMA 296: 2582-2589.

Nery FG, Monkul ES, Hatch JP, Fonseca M, Zunta-Soares GB, Frey BN, Bowden CL, Soares JC, 2008. Celecoxib as an adjunct in the treatment of depressive or mixed episodes of bipolar disorder: a double-blind, randomized, placebo-controlled study. Hum. Psychopharmacol. 23: 87-94.

Neves FS, Malloy-Diniz LF, Correa H, 2009. Suicidal behavior in bipolar disorder: what is the influence of psychiatric comorbidities? J. Clin. Psychiatry 70: 13-18.

Nierenberg AA, Alpert JE, Gardner-Schuster EE, Seay S, Mischoulon D, 2008. Vagus nerve stimulation: 2-year outcomes for bipolar versus unipolar treatment-resistant depression. Biol. Psychiatry 64: 455-460.

Nierenberg AA, Ostacher MJ, Calabrese JR, Ketter TA, Marangell LB, Miklowitz DJ, Miyahara S, Bauer MS, Thase ME, Wisniewski SR, Sachs GS, 2006. Treatment-resistant bipolar depression: a STEP-BD equipoise randomized effectiveness trial of antidepressant augmentation with lamotrigine, inositol, or risperidone. Am. J. Psychiatry 163: 210-216.

Papakostas GI, Petersen T, Lebowitz BD, Mischoulon D, Ryan JL, Nierenberg AA, Bottiglieri T, Alpert JE, Rosenbaum JF, Fava M, 2005. The relationship between serum folate, vitamin B12, and homocysteine levels in major depressive disorder and the timing of improvement with fluoxetine. Int. J. Neuropsychopharmacol. 8: 523-528.

Pardo JV, Sheikh SA, Kuskowski MA, Surerus-Johnson C, Hagen MC, Lee JT, Rittberg BR, Adson DE, 2007. Weight loss during chronic, cervical vagus nerve stimulation in depressed patients with obesity: an observation. Int. J. Obes. (Lond) 31: 1756-1759.

Praharaj SK, Ram D, Arora M, 2009. Efficacy of high frequency (rapid) suprathreshold repetitive transcranial magnetic stimulation of right prefrontal cortex in bipolar mania: A randomized sham controlled study. J. Affect. Disord.

Reis M, Kallen B, 2008. Maternal use of antipsychotics in early pregnancy and delivery outcome. J. Clin. Psychopharmacol. 28: 279-288.

Sachs GS, Nierenberg AA, Calabrese JR, Marangell LB, Wisniewski SR, Gyulai L, Friedman ES, Bowden CL, Fossey MD, Ostacher MJ, Ketter TA, Patel J, Hauser P, Rapport D, Martinez JM, Allen MH, Miklowitz DJ, Otto MW, Dennehy EB, Thase ME, 2007. Effectiveness of adjunctive antidepressant treatment for bipolar depression. N. Engl. J. Med. 356: 1711-1722.

Schlaepfer TE, Cohen MX, Frick C, Kosel M, Brodesser D, Axmacher N, Joe AY, Kreft M, Lenartz D, Sturm V, 2008. Deep brain stimulation to reward circuitry alleviates anhedonia in refractory major depression. Neuropsychopharmacology 33: 368-377.

Sienaert P, Vansteelandt K, Demyttenaere K, Peuskens J, 2009. Ultra-brief pulse ECT in bipolar and unipolar depressive disorder: differences in speed of response. Bipolar. Disord. 11: 418-424.

Smeraldi E, Benedetti F, Barbini B, Campori E, Colombo C, 1999. Sustained antidepressant effect of sleep deprivation combined with pindolol in bipolar depression. A placebo-controlled trial. Neuropsychopharmacology 20: 380-385.

Sokero TP, Melartin TK, Rytsala HJ, Leskela US, Lestela-Mielonen PS, Isometsa ET, 2005. Prospective study of risk factors for attempted suicide among patients with DSM-IV major depressive disorder. Br. J. Psychiatry 186: 314-318.

Suppes T, Kelly DI, Keck PE, Jr., McElroy SL, Altshuler LL, Mintz J, Frye MA, Nolen WA, Luckenbaugh DA, Post RM, Leverich GS, Kupka RW, Grunze H, 2007. Quetiapine for the continuation treatment of bipolar depression: naturalistic prospective case series from the Stanley Bipolar Treatment Network. Int. Clin. Psychopharmacol. 22: 376-381.

Tohen M, Vieta E, Calabrese J, Ketter TA, Sachs G, Bowden C, Mitchell PB, Centorrino F, Risser R, Baker RW, Evans AR, Beymer K, Dube S, Tollefson GD, Breier

A, 2003. Efficacy of olanzapine and olanzapine-fluoxetine combination in the treatment of bipolar I depression. Arch. Gen. Psychiatry 60: 1079-1088.

Valenti M, Benabarre A, Garcia-Amador M, Molina O, Bernardo M, Vieta E, 2008. Electroconvulsive therapy in the treatment of mixed states in bipolar disorder. Eur. Psychiatry 23: 53-56.

Vieta E, Suppes T, Eggens I, Persson I, Paulsson B, Brecher M, 2008. Efficacy and safety of quetiapine in combination with lithium or divalproex for maintenance of patients with bipolar I disorder (international trial 126). J. Affect. Disord. 109: 251-263.

Viguera AC, Whitfield T, Baldessarini RJ, Newport DJ, Stowe Z, Reminick A, Zurick A, Cohen LS, 2007. Risk of recurrence in women with bipolar disorder during pregnancy: prospective study of mood stabilizer discontinuation. Am. J. Psychiatry 164: 1817-1824.

Weisler RH, Calabrese JR, Thase ME, Arvekvist R, Stening G, Paulsson B, Suppes T, 2008. Efficacy of quetiapine monotherapy for the treatment of depressive episodes in bipolar I disorder: a post hoc analysis of combined results from 2 double-blind, randomized, placebo-controlled studies. J. Clin. Psychiatry 69: 769-782.

Williams AL, Girard C, Jui D, Sabina A, Katz DL, 2005. S-adenosylmethionine (SAMe) as treatment for depression: a systematic review. Clin. Invest Med. 28: 132-139.

Wogelius P, Norgaard M, Gislum M, Pedersen L, Munk E, Mortensen PB, Lipworth L, Sorensen HT, 2006. Maternal use of selective serotonin reuptake inhibitors and risk of congenital malformations. Epidemiology 17: 701-704.

Yatham LN, Kennedy SH, Schaffer A, Parikh SV, Beaulieu S, O'Donovan C, MacQueen G, McIntyre RS, Sharma V, Ravindran A, Young LT, Young AH, Alda M, Milev R, Vieta E, Calabrese JR, Berk M, Ha K, Kapczinski F, 2009. Canadian Network for Mood and Anxiety Treatments (CANMAT) and International Society for Bipolar Disorders (ISBD) collaborative update of CANMAT guidelines for the management of patients with bipolar disorder: update 2009. Bipolar. Disord. 11: 225-255.

Zarate CA, Manji HK, 2009. Protein kinase C inhibitors: rationale for use and potential in the treatment of bipolar disorder. CNS. Drugs 23: 569-582.

Zisselman MH, Rosenquist PB, Curlik SM, 2007. Long-term weekly continuation electroconvulsive therapy: a case series. J. ECT. 23: 274-277.

Langfristige Stabilisierung

9. Langfristige Stabilisierung

Die Behandlung bipolarer Patienten darf sich nicht auf Akutinterventionen im Rahmen von Rückfällen beschränken. Damit ein anhaltender Therapieerfolg erzielt werden kann, müssen zahlreiche potenziell destabilisierende Faktoren in einem umfassenden Behandlungskonzept berücksichtigt werden. Es beinhaltet regelmäßige Kontrolltermine, Psychoedukation und Psychotherapie, effizientes Nebenwirkungsmanagement, Einbindung von Angehörigen und sozialpsychiatrische Aspekte.

9.1. Kontrolltermine

Die Frequenz der Kontrolltermine richtet sich nach der jeweiligen Phase und den aktuellen Bedürfnissen. Sie kann zwischen wöchentlichen Terminen und vierteljährlichen Kontrollen variieren (☞ Tab. 9.1).

Nach einer akuten Phase oder während bekannter Risikozeiten	Wöchentlich für mindestens einen Monat
In Remission	Alle 3-4 Wochen
Langfristig (sehr) stabile Patienten	Vierteljährlich
Bei Auftreten von Frühwarnsymptomen Bei unklaren körperlichen oder psychischen Symptomen	Sofort

Tab. 9.1: Empfohlene Frequenz von Kontrollterminen.

In jedem Fall ist es wesentlich, dass Termine nicht nur "nach Bedarf" durch den Betroffenen selbst vereinbart und wahrgenommen werden. Gerade während euthymer Phasen erscheint eine Kontrolle oft subjektiv nicht notwendig. Auch neigen einige Betroffene dazu, die Chronizität ihrer Erkrankung immer wieder zu hinterfragen, fühlen sich "geheilt" und brechen die Therapie in der Folge ab. Wird ein Termin nicht eingehalten, sollte jedenfalls versucht werden, den Patienten aktiv zu kontaktieren (Hausmann, 2007).

Spätestens in der Remissionsphase nach einer ersten Episode empfiehlt es sich, einen verbindlichen Notfallplan zu erstellen und schriftlich festzuhalten (☞ Tab. 9.2).

- Bezugspersonen und soziales Netzwerk
- Kontaktadressen und Telefonnummern, Vertretungen im Urlaubs- oder Krankheitsfall
- Nächster Kontrolltermin
  Aktive Kontaktaufnahme von Seiten der Betreuer bei Nichteinhaltung
- Sofortige Kontaktaufnahme durch den Betroffenen bei
  - Insomnie, Psychotischen Symptomen, Agitation, Gefühl der Hoffnungslosigkeit, Suizidgedanken
  - Frühwarnzeichen für Manie
  - jedweden unklaren psychischen oder somatischen Symptomen
- Patientenverfügungen, Angabe von Vertrauenspersonen
- Liste mit internationaler Diagnose nach ICD-10 und aktueller Medikation (Wirkstoffbezeichnungen)

Tab. 9.2: Notfallplan für Krisensituationen.

Wesentliche Aspekte bei jedem Kontrolltermin sind neben dem aktuellen Empfinden:

- Frühwarnsymptome für eine neue Phase
  Anhand einer gemeinsam erstellten Liste (☞ Kap. 5.2. und 7.2.1.) kann geprüft werden, ob aktuell Hinweise für eine imminente neue Phase bestehen, um gegebenenfalls frühzeitig gegenzusteuern.
- Therapieadhärenz und Nebenwirkungsmanagement
  Regelmäßige, gezielte Fragen nach der Verträglichkeit und Zufriedenheit mit der aktuellen Medikation sind eine notwendige Grundlage für gute *Compliance.*

- Komorbiditäten und Residualsymptome
  Komorbiditäten sind der Regelfall, nicht die Ausnahme. Werden sie in der Behandlung übersehen, verschlechtert sich die Prognose deutlich. Residuale Symptome wie kognitive Störungen, insbesondere aber Symptome einer subsyndromalen Depression, sind ein wesentlicher Faktor für *Non-Compliance.* Der Nutzen einer Dauermedikation trotz bleibender subjektiver Beeinträchtigung wird oft hinterfragt. Daher ist es besonders wichtig, jedwede depressive Symptomatik zu thematisieren und konsequent zu therapieren.
- Plasmaspiegel und somatisches *Monitoring*
  Je nach Medikation werden unterschiedliche Laborkontrollen und somatische Untersuchungen empfohlen (☞ Kap. 9.2.). Die Bestimmung der Plasmaspiegel von Medikamenten dient nicht nur der Überprüfung der *Compliance,* sondern auch zur Dosisoptimierung und zum *Monitoring* eventueller Wechselwirkungen.
- Sozialpsychiatrische Aspekte
  Einbindung in ein soziales Netzwerk, behindernde Residualsymptome, aber auch die aktuelle Arbeits-, Finanz- und Wohnsituation sind wesentliche Faktoren für eine gute Langzeit-Stabilisierung. Wenn diese Bereiche primär beeinträchtigt sind oder eine konsequente sozialpsychiatrische Rehabilitierung misslingt, sollte eine längerfristige Betreuung in sozialpsychiatrischen Zentren und Tageskliniken erwogen werden.

9.2. Medikamentöse Stabilisierung und Nebenwirkungs-Management

9.2.1. Lithium

Lithium ist ein Medikament mit geringer therapeutischer Breite, weshalb ein zuverlässiges *Drug-Monitoring* und regelmäßige klinisch-somatische Kontrollen notwendig sind. Zur Dosisfindung bei Ersteinstellung und nach Dosiserhöhungen sollte der Lithiumspiegel kontrolliert werden, wobei davon ausgegangen werden kann, dass bei Retardpräparaten nach ca. 5 Tagen ein *Steady-state-*Gleichgewicht erreicht ist. Die notwendige Tagesdosis kann individuell stark schwanken, typische Dosierungen liegen zwischen 450 mg und 900 mg Lithiumcarbonat in der Erhaltung und bis zu 1800 mg in der akuten Manie. Bei hohem Lithiumspiegel (>0,8 mmol/l) scheint es eher zu depressiven Rückfällen zu kommen, während bei niedrigem Spiegel (<0,6 mmol/l) mehr manische Episoden zu befürchten sind (Kleindienst, 2005). Bei depressionsbetontem Verlauf wird daher eher ein Spiegel im unteren therapeutischen Bereich angestrebt.

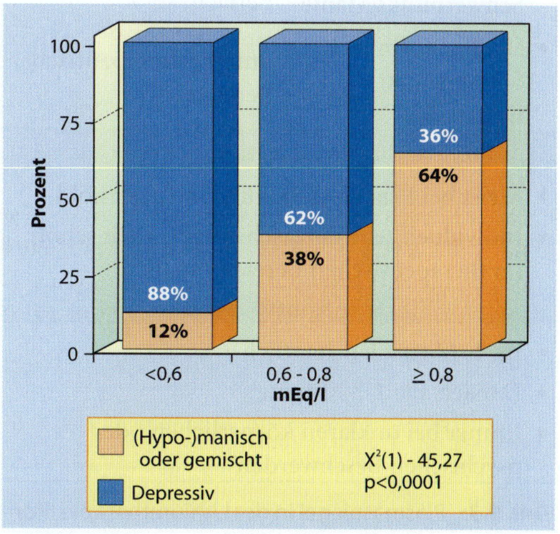

Abb. 9.1: Manische versus depressive Rezidive bei hohem, mittlerem oder niedrigem Lithiumspiegel. Modifiziert nach Kleindienst (2005).

Unerwünschte Arzneimittelwirkungen (UAW) umfassen Tremor, Polyurie, Polydipsie, Gewichtszunahme, Störungen der Kognition und Koordination, gastrointestinale Beschwerden, Haarausfall, Leukozytose, Akne und Ödeme. Eine Psoriasis kann unter Lithiumtherapie exazerbieren. Generell sind retardierte Verabreichungsformen besser verträglich und zeigen eine geringere Rate an UAW. Die meisten UAW sind nach Dosisreduktion oder Veränderung des Einnahmeschemas rückläufig.

Dosierung	
• Individuell nach Blutspiegel, meist 450-900 mg Lithiumcarbonat • Bei akuter Manie schnelle Dosissteigerung	
Zielwerte	
• akute Manie	0,8-1 (1,2) mmol/l
• Phasenprophylaxe	0,6-0,8 mmol/l
• Verlaufsform mit Schwerpunkt Manie	oberer therapeutischer Bereich
• Verlaufsform mit Schwerpunkt Depression	unterer therapeutischer Bereich
Intoxikation	
• Meist bei Plasmaspiegel über >1,2 mmol/l • Individuell sehr unterschiedlich, auch schon im therapeutischen Bereich möglich!	
Kontrolle	
• Im 1. Monat wöchentlich • Danach alle 1-3 Monate • Immer bei unklaren körperlichen oder psychischen Beschwerden	

Tab. 9.3: Plasmaspiegel in der Lithiumtherapie (Kontrolluntersuchungen ☞ Tab. 9.4).

Endokrine UAW

Bis zu 20 % der Patienten entwickeln eine euthyreote Struma, aber auch Funktionsstörungen der Schilddrüse (Hypo- oder Hyperthyreosen) sind möglich. Bei einigen Patienten ist der Effekt passager, bei anderen können sich bleibende Symptome einer Hypothyreose entwickeln, die eine Substitutionstherapie notwendig machen. Empfohlen ist eine Anfangsdosis von 0,025 mg Thyroxin (T_4) und eine Steigerung um 0,025 mg alle 3-4 Wochen bis zu einem T_4-Spiegel im oberen Viertel des Normalbereichs oder Symptomen einer Hyperthyreose. Eine einfache Methode zur Überwachung der Schilddrüse stellt die viertel- bis halbjährliche Messung des Halsumfangs dar, sie kann aber eine regelmäßige laborchemische Kontrolle (im ersten Jahr der Therapie halbjährlich, dann jährlich) nicht ersetzen. Alle 2 Jahre sollte eine Sonographie der Schilddrüse durchgeführt werden. Auch regelmäßige Elektrolytkontrollen sind empfohlen, da Elektrolytstörungen zu erhöhter Lithium-Sensitivität führen können. Andererseits gibt es auch eine erhöhte Inzidenz von Epithelkörperchenadenomen unter Lithiumtherapie, die über einen Hyperparathyroidismus zu Hypercalcämie führen können.

Renale UAW

Bei 10-20 % der Patienten finden sich nach längerer Therapie (>10 Jahre) morphologische Nierenveränderungen, welche nicht generell zu einer Einschränkung der Nierenfunktion führen müssen. Sie können jedoch auch mit der Entwicklung einer chronisch progredienten Niereninsuffizienz einhergehen, weshalb halbjährliche Kontrollen der Nierenfunktion empfehlenswert sind. Generell wird das Risiko einer renalen Schädigung durch Lithiumintoxikationen erhöht. Das bestimmende Symptom der Lithiumnephropathie ist die Polyurie. Zur sicheren Abgrenzung von einem zentralen Diabetes insipidus wird ein Desmopressin (DDAVP) Test empfohlen. Eine weitere UAW ist die Lithium-induzierte Polydipsie. Amilorid, ein kaliumsparendes Diuretikum, stellt eine mögliche nebenwirkungsmindernde Therapie dar, während Flüssigkeitsrestriktion kontraindiziert ist. Unter Amilorid sollten zur Vermeidung einer Hyperkaliämie die Elektrolyte regelmäßig kontrolliert werden.

Kardiale UAW

Unabhängig von der Therapiedauer und auch bei subjektiv guter Verträglichkeit wurde von Herzrhythmusstörungen und Überleitungsstörungen berichtet (Aichhorn, 2006), regelmäßige EKG Kontrollen sind daher indiziert.

Gewichtszunahme

Nahezu die Hälfte aller mit Lithium behandelten Patienten nehmen 5-10 % ihres Körpergewichts zu. Ein Abwarten seitens des Behandlers ist nicht indiziert. Spätestens ab einer Zunahme von 3 kg sollte der Versuch unternommen werden, mit diätetischen Maßnahmen und gesteigerter körperlicher Aktivität zu intervenieren (Goodwin und Jamison, 2007). Auch die Kontrolle der Schilddrüsenfunktion (eventuelle Hypothyreose mit Gewichtszunahme) ist sinnvoll. Die Kombination mit Topiramat konnte in einzelnen Untersuchungen eine Reduktion der Lithium-assoziierten Gewichtszunahme erzielen, im klinischen Alltag limitiert jedoch oft der additive Effekt der beiden Substanzen auf kognitive Funktionen die Praktikabilität.

Kognitive Störungen

Kognitive Störungen im Sinne von Konzentrationsstörungen, Verlangsamung und Gedächtnisstörungen sind bekannte UAW und sprechen oft auf Dosisreduktion, Verlagerung der Einnahmezeit der Hauptdosis gegen Abend oder Verbesserung der Schilddrüsenfunktion gut an.

Tremor

15-70 % der Patienten entwickeln einen feinschlägigen, dosisabhängigen Halte- und/oder Aktionstremor. Er tritt meist am Beginn der Therapie auf und klingt oft nach einigen Wochen wieder selbstständig ab. Verschiedene Komedikationen wie SSRI oder Bupropion, ZNS-Stimulanzien (z.B. Koffein) oder Anspannung können verstärkend wirken. Meist sind die Hände betroffen, seltener auch die proximalen Anteile der oberen Extremitäten, das Gesicht oder die Augenlider. Nach Dosisreduktion tritt in der Regel eine rasche Besserung ein, andernfalls stellen Propanolol (in einer Dosis von 20-160 mg/d) oder andere zentralgängige Betablocker eine Therapiemöglichkeit dar.

Lithiumintoxikation

Die Diagnose einer Lithiumintoxikation muss klinisch gestellt werden. Ein Plasmaspiegel innerhalb des Referenzbereichs ist kein zwingendes Ausschlusskriterium für eine Intoxikation. Klinische Symptome treten bei den meisten Patienten erst über 1,2 mmol/l auf, gerade bei älteren Patienten, Vorschädigung des ZNS, Komorbiditäten oder polypharmazeutischer Behandlung kann es aber auch bereits bei niedrigeren Werten zu Intoxikationen kommen. Immer, wenn unklare neue körperliche oder psychische Symptome auftreten, sollte eine Spiegelkontrolle erfolgen. Einige äußere Faktoren können die Konzentration in einen toxischen Bereich anheben. Kalium- und Kochsalzmangel, wie sie im Rahmen einer natriumarmen Diät, durch Verwendung von Diuretika und Laxanzien, Diarrhoe oder starkes Schwitzen entstehen können, haben oft ein Ansteigen des Lithiumspiegels zur Folge. Ebenso können Substanzen, die die renale Clearance beeinträchtigen (nichtsteroidale Antirheumatika, ACE-Hemmer) zu einem Akkumulieren von Lithium führen. Eine beginnende Lithiumintoxikation äußert sich initial unspezifisch. Sedierung und Verlangsamung kann als Depression fehlgedeutet werden, kognitive Beeinträchtigung und Desorientierung als "verworrene Manie". Häufige Symptome sind Übelkeit und Erbrechen, Polyurie, Diarrhoe und grobschlägiger Händetremor. Später kommen Dysarthrie und Ataxie hinzu, im fortgeschrittenen Stadium schließlich Herzrhythmusstörungen und Bewusstseinstrübung bis zum Koma. Leichte Intoxikationssymptome werden durch Pausieren von Lithium, Infusion isotoner Kochsalzlösung und Gabe von Carboanhydrasehemmern wie Acetazolamid behandelt. Schwerere Intoxikationen sind jedoch lebensbedrohliche Zustände, die intensivmedizinische Versorgung und Hämodialyse erforderlich machen.

Absetzen von Lithium

Das Abbrechen einer Lithium-Therapie muss sehr sorgfältig gegen die möglichen negativen Folgen abgewogen werden. Vor allem bei schnellem Absetzen kommt es häufig zu schweren Rezidiven. Es gibt auch einige Hinweise, dass der natürliche Verlauf der bipolaren Erkrankung danach beschleunigt sein kann. Darüberhinaus wurde für das Jahr nach dem Abbrechen einer Lithiumtherapie eine erhöhte Suizidrate festgestellt, die weit über dem ohnehin schon hohen mittleren Risiko bipolarer Patienten liegt (☞ Kap. 8.1.8.2.). Mit diesem Wissen im Hintergrund sollte jedenfalls ein Patient in der Zeit nach dem Absetzen von Lithium besonders sorgfältig betreut und regelmäßig auf mögliche Anzeichen von Suizidalität exploriert werden. Die Komplikationsrate ist geringer bei sehr langsamem Ausschleichen über einige Wochen als bei abruptem Absetzen.

Wichtige Punkte der Patientenaufklärung

- Toxizität, geringe therapeutische Breite
  - Intoxikationszeichen
  - Zusammenhang mit Wasser- und Salzhaushalt, Gefahr bei exzessivem Schwitzen, salzarmer Ernährung, Durchfällen, Erbrechen, Schmerzmitteln
- Regelmäßige Spiegelkontrollen
- Teratogenität

(Kontrolluntersuchungen ☞ Tab. 9.4)

9.2.2. Antiepileptika

9.2.2.1. Valproinsäure

Der empfohlene Plasmaspiegel zur Phasenprophylaxe liegt zwischen 50 und 100 mmol/l, übliche

Tagesdosierungen bei 1000 bis 2000 mg. Häufige UAW unter Valproinsäure umfassen gastrointestinale Beschwerden, Haarausfall, Erhöhung der Transaminasen, Tremor und Sedierung. Da auch Leukopenien und Thrombozytopenien berichtet wurden, empfehlen sich vor Initiierung einer Therapie und auch im weiteren Verlauf engmaschige Blutbild- und Gerinnungskontrollen. Neben benignen, passageren Hepatopathien sind auch einzelne Fälle fulminanten Leberversagens und hämorraghischer Pankreatitiden bekannt, weshalb regelmäßige Leberfunktionskontrollen und bei entsprechender Klinik auch eine Kontrolle der Pankreasenzyme durchgeführt werden müssen. Die Patienten sollten über mögliche Warnsymptome einer beeinträchtigten Leberfunktion (Übelkeit, Appetitverlust, Lethargie, Ikterus) oder Bauchspeicheldrüsenentzündung aufgeklärt werden.

Der Abbau von VPS kann durch verschiedene Medikamente stark induziert werden (z.B. Carbamazepin, Oxcarbazepin, Rifampicin), wobei es neben niedrigeren Serumspiegeln verstärkt zur Produktion eines Metaboliten kommt, der mit den toxischen Nebenwirkungen in Verbindung gebracht wird. Bei klinischen Anzeichen einer Encephalopathie sollte auch an eine Hyperammonämie als mögliche UAW gedacht werden. In selteneren Fällen sind Hautreaktionen beschrieben. Gelegentlich kann es zu einem – reversiblen – Haarausfall kommen. Als Ursache hierfür wird auch ein Effekt auf den Zink- und Selenhaushalt angenommen und eine Substitution als Therapieversuch empfohlen. Es ist wichtig, Betroffene über die Reversibilität des Haarausfalls und das Nachwachsen der Haare aufzuklären. In den letzten Jahren häufen sich die Berichte über Zyklusunregelmäßigkeiten und über erhöhte Raten des Syndroms des polycystischen Ovars (PCOS) bei Frauen, die Valproinsäure einnehmen. Daher empfiehlt es sich, regelmäßig nach eventuellen Symptomen eines PCOS (Gewichtszunahme, Zyklusunregelmäßigkeiten, Hirsutismus) zu fragen und gynäkologische Kontrollen durchzuführen (Kontrolluntersuchungen ☞ Tab. 9.4).

Wichtige Punkte der Patientenaufklärung

- Potenzielle Toxizität (Leber, Pankreas)
  - Zeichen einer Hepatopathie, Pankreatitis
- Blutbildveränderungen
  - Anzeichen von Leuko- und Thrombopenie
- Hautreaktionen, Reversibilität des eventuellen Haarausfalls
- Teratogenität

(Kontrolluntersuchungen ☞ Tab. 9.4)

9.2.2.2. Carbamazepin (CBZ) und Oxcarbazepin

Nebenwirkungen treten bei Therapie mit CBZ vermehrt in der Anfangsphase auf und werden oft durch Komedikation verstärkt. Oxcarbazepin scheint ein ähnliches, jedoch meist geringer ausgeprägtes Nebenwirkungsprofil zu besitzen. Einschleichendes Dosieren und eine sorgfältige Auswahl der Komedikation mit Hinblick auf möglichst geringe Wechselwirkung und additiven Nebenwirkungen kann die Verträglichkeit in vielen Fällen verbessern. Die üblichen Anfangsdosen von CBZ liegen im Bereich von 200-400 mg/Tag, durchschnittliche Erhaltungsdosen bei 400-800 mg/Tag. Für die Therapie der Manie und Phasenprophylaxe ist kein therapeutischer Spiegel definiert. Angestrebt werden Werte, wie sie auch in der Epilepsietherapie üblich sind (6-12 mg/l). Da es durch Enzyminduktion nach längerer Einnahme zu einem Absinken des Spiegels kommen kann, sollten regelmäßige Kontrollen der Plasmaspiegel erfolgen.

Die häufigsten dosisabhängigen UAW umfassen Diplopie, Verschwommensehen und Ataxie. Blutbildveränderungen werden vor allem unter Carbamazepin beobachtet. Kontrollen des Blutbildes und der Thrombozytenzahl sollten vor allem in den ersten Monaten regelmäßig durchgeführt werden. Die sehr seltene UAW einer Agranulozytose oder aplastischen Anämie kann sich auch innerhalb weniger Tage entwickeln, daher müssen Patienten unbedingt über Zeichen einer Leukozyten- bzw. Thrombozytenstörung aufgeklärt werden (Schatzberg, 2007b). Gelegentlich fällt ein Anstieg von Leberenzymen auf. Ein isolierter Anstieg der GGT ist in der Regel passager und Ausdruck der Enzyminduktion, ein Anstieg mehrerer Transaminasen sollte jedoch weiter kontrolliert werden.

Bis zu 40 % der Patienten unter Carbamazepin und nahezu drei Viertel der Patienten unter Oxcarbazepin entwickeln eine Hyponatriämie (Van Amelsvoort, 1994). Daher werden auch regelmäßige Elektrolytkontrollen empfohlen.

Bei Patienten mit Schilddrüsenhormon-Substitutionstherapie ist auf eine mögliche Reduktion der T_3- und T_4-Spiegel zu achten. Carbamazepin hat negativ chrono- und dromotrope Eigenschaften, es besteht also ein erhöhtes Risiko kardialer Reizleitungsstörungen. Bei Patienten mit Risikoprofil oder älteren Patienten sollten EKG-Kontrollen durchgeführt werden. Dermatologische Komplikationen treten bei 10-15 % der mit Carbamazepin behandelten Patienten auf und sind meist harmlos. Aufgrund möglicher schwerer Verläufe ist aber eine genaue Verlaufsbeobachtung und Abklärung, gegebenenfalls Dosisreduktion oder medikamentöse Umstellung, notwendig. Auch hier ist die Information und Selbstbeobachtung des Patienten entscheidend. CBZ ist ein potenter Enzyminduktor und hat ein hohes Interaktionspotenzial mit zahlreichen Medikamenten, darunter auch orale Kontrazeptiva. Jede Komedikation muss daher besonders gewissenhaft auf mögliche Wechselwirkungen geprüft werden.

Wichtige Punkte der Patientenaufklärung

- Viele Wechselwirkungen, Vorsicht mit anderen Medikamenten
  - orale Kontrazeption kann unwirksam werden!
- Hautreaktionen
- Blutbildveränderungen
  - Anzeichen von Leukopenie, Infekt, Gerinnungsstörung
- Hyponatriämie
- Teratogenität

(Kontrolluntersuchungen ☞ Tab. 9.4)

9.2.2.3. Lamotrigin

Lamotrigin wird meist gut vertragen und besitzt im Vergleich zu anderen Stimmungsstabilisierern einige Vorteile. So kommt es in der Regel kaum zu einer Gewichtszunahme und nur selten zu kognitiven Beeinträchtigungen. Eine potenziell gravierende UAW ist jedoch die Entwicklung allergischer Hauterscheinungen bis hin zur toxischen epidermalen Nekrolyse. Sie tritt vor allem bei zu schneller Dosissteigerung auf, doch auch exzessive Licht- oder Allergenexposition gelten als Risikofaktoren. Die empfohlene Initialdosis liegt bei 25 mg/die. Sie wird vorsichtig alle 2 Wochen um 25 mg bis zur Zieldosis von 200 mg gesteigert. Bei gleichzeitiger Verabreichung von Valproinsäure kann der Lamotriginspiegel schnell auf das Doppelte ansteigen, weswegen in dieser Kombination noch langsamer aufdosiert werden muss (Anfangsdosis 25 mg jeden 2. Tag). Harmlose Hautreaktionen finden sich bei etwa 10 % aller Patienten, schwere Komplikationen bei etwa 1:1000 Verordnungen. Es ist empfehlenswert, alle Patienten über diese Zusammenhänge aufzuklären und anzuweisen, bei Auftreten von Hautausschlägen umgehend ärztliche Hilfe zu suchen. Lamotrigin ist ein Hemmer der Dihydrofolatreduktase und kann den Folsäurespiegel senken. Umgekehrt kann die Verabreichung oraler Kontrazeptiva den Plasmaspiegel von Lamotrigin reduzieren.

Wichtige Punkte der Patientenaufklärung

- Allergisches Exanthem
  - langsame Dosissteigerung nötig
  - Absetzen im Verdachtsfall und sofortige Kontaktaufnahme
- Teratogenität
- Kein Schutz vor Manie

(Kontrolluntersuchungen ☞ Tab. 9.4)

9.2.3. Antipsychotika

Die verschiedenen atypischen Antipsychotika, welche in der Basistherapie eingesetzt werden, haben theoretisch ein ähnliches Nebenwirkungsspektrum. Da sie sich jedoch deutlich bezüglich der Wirkweise und des beeinflussten Rezeptorprofils unterscheiden, ist die Frequenz der jeweiligen UAW bei den einzelnen Substanzen sehr unterschiedlich. Hinweise zu Dosierung und Pharmakologie sind in Tab. 9.6, die notwendigen Kontrolluntersuchungen in Tab. 9.5 zusammengefasst.

Gewichtszunahme und Metabolisches Syndrom

Patienten mit bipolaren Störungen haben a priori ein erhöhtes Risiko für metabolische Störungen. Ein starker Risikofaktor dafür ist die Einnahme von Antipsychotika. Vor Beginn einer Therapie

	Monat						v	h	j
	1	2	3	4	5	6			
Lithium									
BMI[d]	x	x	x				x		
BU[d]						x	x	x	
RR, HF	x		x			x	x[a]		
EKG	x					x			x[a]
Elektrolyte	x					x			x
NFP	xxxx	x		x	x	x		x[a]	
SD									x[e]
HU[f]			x			x	x		
EEG	x[a]								
Carbamazepin, Oxcarbazepin[g]									
HF, RR	x		x			x	x[b]		
EKG	x								x[a]
DBB	xxxx	xxxx	x	x	x	x	x		
NFP	x		x						x
LFP	xxxx	x	x	x	x	x	x[b]		
Elektrolyte	x[a]	x	x	x	x	x	x[b]		
Valproinsäure									
BMI	x		x			x		x	
BU						x		x	
DBB, Ger, Pa	x	x				x		x[a,c]	
LFP	x	x	x	x	x	x		x	
Lamotrigin									
DBB	x		x			x		x	
NFP	x								x
LFP	x		x			x			x
Topiramat									
HCO_3^-						x		x	

Tab. 9.4: Kontrolluntersuchungen unter Lithium und Antiepileptika. Modifiziert nach Baumgartner, 2001; Benkert und Hippius, 2007; Emrich und Dose, 1993; Goodwin und Jamison, 2007; Kaschka, 1993; Richter und Muller-Oerlinghausen, 2000; Schatzberg, 2007b.

[a] bei Risikoanamnese, pathologischem Ausgangsbefund, entsprechender Klinik, älteren Patienten auch häufigere Kontrollen; [b] bei stabilen Patienten auch halbjährliche Kontrollen; [c] bei stabilen Patienten auch jährliche Kontrollen; [d] bei Auffälligkeiten Blutfettbestimmung; [e] TSH, T_3, T_4, TPO-Antikörper; [f] Schilddrüsenultraschall alle 2 Jahre; [g] mit Ausnahme der Elektrolytkontrollen seltenere Kontrollen unter Oxcarbazepin notwendig.

BMI: Body Mass Index; BU: Bauchumfang; DBB: Differentialblutbild; HF: Herzfrequenz; HU: Halsumfang; Ger: Gerinnung; h: halbjährlich; HCO_3^-: Bicarbonat im Serum; j: jährlich; LFP: Leberfunktionsparameter; NFP: Nierenfunktionsparameter; Pa: Pancreasenzyme; RR: Blutdruck; SD: Schilddrüse; v: vierteljährlich.

	Monat						v	h	j
	1	2	3	4	5	6			
BMI	x	x	x	x	x	x	x		
BU			x			x		x	
HF, RR	x		x			x	x		
Status neurologicus									
alte Antipsychotika	xx							x[a]	
atypische Antipsychotika	xx								x[a]
Differentialblutbild									
Clozapin	xxxx	xxxx	xxxx	xxxx	xx	xx			
andere AP	x		x			x	x[b]		
NFP	x		x			x		x	
LFP	x		x			x	x[a,b]		
Prolaktin[e]									
Lip, Glc									
Clozapin, Olanzapin, Quetiapin, Risperidon[d]	x		x			x	x[b]		
andere AP[d]	x		x			x		x[c]	
EKG									
Clozapin	xx		x				x[a,b]		
Ziprasidon	xx	x	x			x	x[a,b]		
andere AP	x			x			x[a,b]		

Tab. 9.5: Kontrolluntersuchungen unter Antipsychotika. Modifiziert nach Benkert und Hippius, 2007; König und Laux, 1998; Marder, 2004; Marder und Wirshing, 2004; Richter und Muller-Oerlinghausen, 2000; Schatzberg, 2007a).

[a] bei Risikoanamnese, pathologischem Ausgangsbefund, entsprechender Klinik, älteren Patienten auch häufigere Kontrollen; [b] bei stabilen Patienten auch halbjährliche Kontrollen; [c] bei stabilen Patienten auch jährliche Kontrollen; [d] bei Auffälligkeiten auch HbA_{1c} und oraler Glucosetoleranztest; [e] Anamnese für Symptome einer Hyperprolaktinämie Monat 1-3 bei jeder Visite und dann jährlich abfragen, Prolaktinbestimmung bei anamnestischen Hinweisen auf Hyperprolaktinämie.

BMI: Body Mass Index; BU: Bauchumfang; HF: Herzfrequenz; HU: Halsumfang; Glc: Glucosemetabolismus; h: halbjährlich; j: jährlich; Lip: Serum-Lipide; LFP: Leberfunktionsparameter; NFP: Nierenfunktionsparameter; RR: Blutdruck; v: vierteljährlich.

Medikament (Handelsname)	Aripiprazol (Abilify)	Clozapin (Leponex, Lanolept)	Olanzapin (Zyprexa)	Quetiapin (Seroquel XR, Seroquel)	Risperidon (Risperdal, Risperdal Consta)	Ziprasidon (Zeldox)
Anwendungsgebiete	• Manie • Phasenprophylaxe bipolarer Erkrankungen	• Nur bei Therapieresistenz!	• Manie • bipolare Depression • Phasenprophylaxe bipolarer Erkrankungen	• Manie • bipolare Depression • Phasenprophylaxe bipolarer Erkrankungen	• Manie • Phasenprophylaxe bipolarer Erkrankungen	• Manie • Phasenprophylaxe bipolarer Erkrankungen
Darreichungsform	• oral • i.m.[2] • Depot in Entwickl.	• oral	• oral • i.m • Depot in Entwicklung	• oral	• oral • Depot	• oral • i.m.[2]
Zugelassener Dosierungsbereich (Tagesdosis in mg)	• 10-30 mg • i.m. 5,25-15 mg als ED • maximal 30 mg/d	• 200-450 mg • maximal 900 mg	• 5-20 mg • i.m. 5-10 mg als ED • maximal 20 mg/d	• Seroquel XR: 300-800 mg • Seroquel: 150-750 mg	• 2-16 mg • Depot: 25-50(75) mg/ 2 Wochen	• 80-160 mg • i.m. 10 mg als ED • max. 40 mg/d für 3 d
Beispiele üblicher klinischer Dosierungen, Dosierungshinweise	• Initial wegen möglicher aktivierender Effekte niedrig dosieren (2,5-5 mg)	• Initial niedrig dosieren (Sedierung): 1-2 ×12,5 mg • Hauptdosis abends	• Initial niedrig dosieren (Sedierung): 2,5-5 mg • Hauptdosis abends	• Initial niedrig dosieren (Sedierung): 50-100 mg • Hauptdosis abends • Bipolare Depression: 300-600 mg • Bei Manie oft höher • Retardpräp.: 1 × abends	• Initial meist 2 mg/d • Zur Erhaltung meist 4-6 mg/d • Im Alter niedriger dosieren (0,5-1 mg/d)	• Initial 2 × 40 mg/d
Rezeptorprofil[3]	D, 5-HT	D, 5- HT, α, M, H	5-HT, D, α, M, H	H, 5-HT, α, D	5-HT, D, α, H	5-HT, D
Ausgewählte häufige/wichtige UAW	• Initial Erregung, psychotische Exacerbation	• Agranulocytose • Metab. Syndrom • Anticholinerg	• Sedierung • Metabolisches Syndrom • Anticholinerg	• Sedierung (geringer bei Retardpräparat) • Gewichtszunahme	• Hyperprolaktinämie	• QTc-Verlängerung
Halbwertszeit	60-80 h	12-16 h	30-60 h	6-7 h (Retardpräp. steht zur Verf.)	3 h akt. Metabolit: 24 h	6 h
Cytochrom-Metabolismus[4]	3A4, 2D6	1A2 (3A4,2D6)	1A2 (2D6)	3A4 (2D6)	2D6 (3A4)	• 2/3 über Aldehyddehydrogenase • 1/3 über 3A4, 2D6

Tab. 9.6: Atypische Antipsychotika bei bipolaren Erkrankungen. Modifiziert nach Nickel (2009).
[1]Anwendungsgebiete in der klinischen Praxis mit evidenzbasierten Hinweisen zur Wirksamkeit, entsprechen nicht immer der expliziten Zulassung in dieser Indikation; [2]Zur Kontrolle von Erregungszuständen bei Schizophrenie; [3]Rezeptoren D: Dopamin, M: Muskarin, 5-HT: Serotonin, H: Histamin, α: Adrenalin (α-Rezeptor); [4]Hauptstoffwechselweg, alternative Wege in Klammern. ED: Einzeldosis.

wird daher prinzipiell die Anamnese und Kontrolle von Risikofaktoren (Adipositas, Diabetes, Lipide, Hypertonie, Herzerkrankung, Gewicht und Größe, Bauchumfang, Blutdruck sowie Nüchtern-Glucose, -Cholesterin und -Triglyceride) empfohlen *(American Diabetes Association,* 2004). Bei auffälligen Befunden sollte auch ein oraler Glucosetoleranztest durchgeführt werden. Obwohl sich Antipsychotika in ihren Auswirkungen auf Stoffwechselparameter unterscheiden, empfehlen sich bei allen Präparaten regelmäßige Kotrolluntersuchungen auf Anzeichen des metabolischen Syndroms. Unter den Atypika zeigen Aripiprazol, Ziprasidon und Risperidon ein zweifaches Risiko im Vergleich mit Placebo, Quetiapin ein 4-faches, Olanzapin und Clozapin ein 10-faches Risiko für Gewichtszunahme (McIntyre, 2007). Ein Ansteigen von >7 % des Ausgangsgewichts in den ersten Wochen, aber auch Heißhungerattacken mit "Kohlenhydrat-*Craving*" gelten als Warnhinweis und sollten Anlass sein, eine Umstellung auf ein anderes Präparat zu erwägen. Die chemisch verwandten Antipsychotika Clozapin, Olanzapin und Quetiapin sind mit größeren Triglycerid- als Cholesterinveränderungen assoziiert, während dieser Effekt bei anderen atypischen Antipsychotika (Risperidon, Ziprasidon, Aripiprazol) geringer zu sein scheint. Topiramat wurde in einigen Fällen erfolgreich zur Reduktion einer pharmakogenen Gewichtszunahme eingesetzt (Nickel, 2005). Es besitzt jedoch keine explizite Zulassung in dieser Indikation und Nebenwirkungen können seinen Einsatz limitieren.

Hoch	Mittelgradig	Niedrig
• Clozapin • Olanzapin	• Quetiapin • Risperidon	• Ziprasidon • Aripiprazol

Tab. 9.7: Risiko für Gewichtszunahme und metabolisches Syndrom unter atypischen Antipsychotika. Modifiziert nach American Diabetes Association, American Psychiatric Association, American Association of Clinical Endocrinologists, North American Association for the Study of Obesity and Diabetes. J. Clin Psychiatry 2004;65:267-272.

Sedierung

Sedierende Wirkung wird vor allem von Clozapin, Olanzapin und Quetiapin berichtet. Es empfiehlt sich, die Hauptdosis dieser Präparate abends zu verabreichen. Wenn Retard-Präparate zur Verfügung stehen (wie Quetiapin XR), sollte diesen bei störend sedierenden Effekten der Vorzug gegeben werden.

Laborkontrollen

Agranulozyose und Leukopenie sind potenzielle Nebenwirkungen unter allen Antipsychotika. Daher sollten prinzipiell Kontrollen des Differentialblutbildes erfolgen. Bei einer Leukozytenzahl unter 3000/mm³ (oder ≤1500 neutrophile Granulozyten/mm³) wird empfohlen, das Antipsychotikum abzusetzen und ein hämatologisches Konsil zu veranlassen. Um natürliche Schwankungen der Leukozytenzahl von iatrogenen Veränderungen unterscheiden zu können, ist es günstig, vor Therapiebeginn das Differenzialblutbild zu bestimmen. Erhöhungen der Leberenzyme wurden häufiger bei atypischen Antipsychotika als bei älteren Substanzen beobachtet. Sie sind meist passager. Bei Verschlechterung der Leberfunktionsparameter unter Kombinationstherapie mit anderen Substanzen ist die GLDH (Glutamatdehydrogenase) ein guter Verlaufsparameter, da sie als Leberenzym mit kurzer Halbwertszeit (ca. 18 Stunden) bei schrittweisem Absetzen von Medikamenten Hinweise auf das auslösende Agens geben kann. Vor allem in den ersten 3 Monaten nach Therapieeinleitung sollte bei jeder Visite gezielt nach Symptomen einer Hyperprolaktinämie gefragt und gegebenenfalls der Prolaktinspiegel bestimmt werden. Bei erhöhten Werten empfiehlt sich die Durchführung einer craniellen Magnetresonanztomographie zum Ausschluss eines Hypophysenadenoms.

Kontrollen unter Clozapin

Aufgrund der erhöhten Rate von UAW sind die Kontrolluntersuchungen unter Clozapin aufwändiger als bei anderen Antipsychotika. Nach europäischen Empfehlungen müssen zumindest in den ersten 18 Wochen aufgrund des deutlich erhöhten Agranulozytoserisikos wöchentliche, später monatliche Blutbildkontrollen durchgeführt werden. Prinzipiell sollte bei Veränderungen des Blutbildes ein hämatologisches Konsil eingeholt werden. Die kardialen UAW unter Clozapin umfassen auch Myokarditis und Kardiomyopathie. Das rechtzeitige Erkennen kardiologischer UAW mit entsprechender Diagnostik (EKG, Labor) ist für deren Verlauf entscheidend.

Kardiovaskuläre Kontrollen

Regelmäßige Kontrollen von Blutdruck und Puls sind empfehlenswert, da viele AAP zu orthostatischen Beschwerden und Hypotonie führen können. Wegen einer möglichen QTc-Verlängerung und *"Torsades des pointes"*-Arrhythmie sollen vor und nach Beginn der Therapie ein EKG abgeleitet und zusätzliche Risikofaktoren (Elektrolytstörungen, Hochdosistherapie, intravenöse Therapie) kontrolliert werden (Drici und Priori, 2007; Glassman und Bigger, Jr., 2001).

Neurologischer Status

AAP können extrapyramidal motorische Störungen (EPS) – Dystonien, Dyskinesien, Parkinsonoid, und Akathisie – auslösen. Als mögliche Gegenstrategie kommen Dosisreduktion und die Kombination mit Anticholinergika (z.B. Biperiden) in Frage. Allerdings ist zu beachten, dass manche AAP (Clozapin, Olanzapin) selbst stark anticholinerg wirksam sind und die Effekte sich leicht summieren können (Gefahr anticholinerger Nebenwirkungen). Akathisie scheint eher auf zentralgängige Betablocker (z.B. Propanolol) anzusprechen. Die Patienten sollten unbedingt über Symptome von EPS aufgeklärt werden, um gegebenenfalls gleich Kontakt aufzunehmen und Hilfe zu erhalten.

Wichtige Punkte der Patientenaufklärung
• Extrapyramidal motorische Störungen
• Hypotonie, Orthostase
• Gewichtszunahme, Heißhungerattacken (weniger bei Aripiprazol, Ziprasidon)
• Blutbildveränderungen
- Anzeichen von Leukopenie und Infekten

9.2.4. Sexuelle Dysfunktion unter Psychopharmakotherapie

Sexuelle Dysfunktionen (SD) werden von Patienten überdurchschnittlich häufig als Grund für Absetzen oder Pausieren der Medikation angegeben. Sie beeinträchtigen die Lebensqualität der Betroffenen erheblich und verschlechtern die *Compliance.* Spontan werden SD wesentlich seltener berichtet als bei gezieltem Nachfragen (Montejo-Gonzalez, 1997). Um pharmakogene SD mit ausreichender Sicherheit erfassen zu können, sollten Patienten daher routinemäßig befragt werden. SD treten unter Therapie mit alten wie auch atypischen Antipsychotika häufig auf. Meist wird hierfür die dopaminantagonistische Wirkung auf das "Belohnungssystem" und die D2-antagonistisch vermittelte Prolaktinerhöhung verantwortlich gemacht. Nach Absetzen normalisiert sich der Prolaktin-Spiegel bei oralen Zubereitungsformen nach ca. 2 Wochen, bei Depotformen kann eine Normalisierung bis zu 6 Monaten benötigen. Die unter Therapie mit Risperidon im Vergleich relativ hohe Inzidenz an sexueller Dysfunktion ist wohl auf die stärkere prolaktinogene Potenz zurückzuführen. Clozapin wiederum bewirkt aufgrund seiner starken anticholinergen Komponente relativ häufig SD. Als mögliche Gegenstrategie sollte versucht werden, die Dosis des AP und anderer anticholinerg wirksamer Substanzen (wie z.B. Biperiden oder Procyclidin) zu reduzieren.

Obwohl es in manchen Fällen auch bei Weiterführung der Therapie zur langsamen Rückbildung der Symptomatik kommen kann, persistieren die Symptome selbst bei Dosisreduktion in zahlreichen Fällen. Eine mögliche Gegenstrategie stellt das vorausplanende kurzfristige Absetzen der Medikation *("drug holiday")* 24 Stunden vor sexueller Aktivität dar. Verschiedene medikamentöse Strategien (Buspiron, Mirtazapin, Bupropion, Amantadin, Bromocription, Gingko biloba) zur Linderung sexueller Funktionsstörungen wurden beschrieben, die Erkenntnisse beruhen jedoch meist nur auf Fallberichten oder *Open-Label*-Studien. Über den Einsatz dieser Strategien bei bipolaren Patienten gibt es jedoch keine sicheren Erkenntnisse, sodass oft nur die medikamentöse Umstellung als realistische Option bleibt. Phosphodiesterasehemmer wie Sildefanil und Vardenafil zeigten sich insgesamt bei Männern stärker wirksam als bei Frauen.

Die Literatur über sexuelle Dysfunktion unter *"Mood Stabilizern"* ist spärlich. Lithium verursacht bei bis zu 15 % der Patienten sexuelle Funktionsstörungen (meist Libidostörungen). Valproinsäure wiederum kann das Syndrom des polycystischen Ovars, verbunden mit Störungen auf allen Ebenen des sexuellen Reaktionszyklus, hervorrufen.

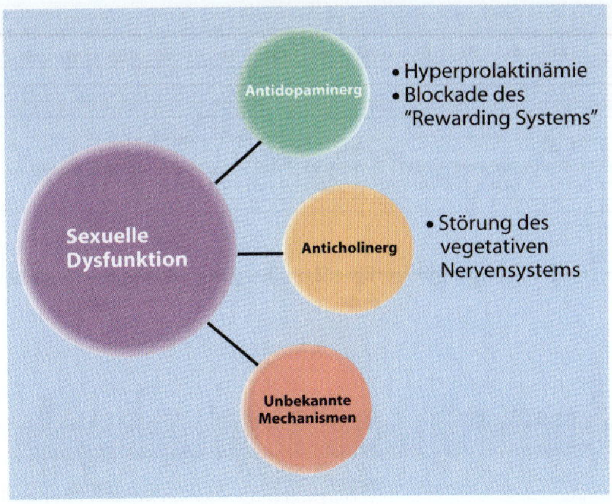

Abb. 9.2: Wirkmechanismen von Psychopharmaka, die zu einer sexuellen Dysfunktion beitragen können.

9.3. Psychoedukation und Psychotherapie

Selbst bei optimaler medikamentöser *Compliance* erleiden viele bipolare Patienten Rückfälle. Kommen mangelhafte Medikamenteneinnahme und destabilisierende Lebensstil-Faktoren hinzu, kann der Verlauf leicht eine unvorteilhafte Richtung nehmen. Daher kommt allen Möglichkeiten der zusätzlichen Stabilisierung eine zentrale Bedeutung zu. Unter Psychoedukation versteht man didaktische Interventionen, die den Patienten und seine Angehörigen über die Erkrankung und die Behandlungsmöglichkeiten informieren, das Krankheitsverständnis fördern und bei der Bewältigung helfen. Alle klinisch geprüften Formen der Psychotherapie bei bipolarer Erkrankung bedienen sich der Grundelemente der Psychoedukation als Fundament und Ausgangspunkt. Umgekehrt inkludieren zahlreiche Psychoedukationsverfahren nach dem Initialstadium eine Stabilisierungs- und Erhaltungsphase mit psychotherapeutisch orientierten Interventionen. Psychoedukation wird meist in Gruppen mit etwa 8 bis 12 Teilnehmern angeboten und umfasst in der Regel 6 bis 12 Sitzungen zu 1 bis 2 Stunden. Es gibt verschiedene vorgefertigte, strukturierte Manuale, die auch Unterlagen für die Gruppenteilnehmer und Anleitungen für den Gruppenleiter beinhalten. Beispiele werden bei den Literaturempfehlungen im Anhang angeführt.

9.3.1. Ziele und charakteristische Inhalte der Psychoedukation

Information und Biopsychosoziales Krankheitsmodell

Nach der Vermittlung eines Grundwissens über die Symptome von Manie und Depression, Verlaufstypen und klinischen Charakteristika sowie der Klärung von Fachbegriffen, werden biologische, psychische und soziale Ursachen erläutert und in ein gemeinsames Erklärungsmodell für bipolare Erkrankungen integriert. Als vereinfachte biologische Grundlage eignet sich die "Monomintheorie" mit einem Überschuss oder Mangel an Neurotransmittern (☞ Kap. 4.2.1.). Es ist besonders wichtig, den Einfluss von Umweltfaktoren nicht zu verneinen, gleichzeitig jedoch auch auf die patientenbezogenen Faktoren hinzuweisen. Gerade in der frühen Erkrankungsphase werden Manie und Depression subjektiv häufig als rein durch Umweltfaktoren ausgelöst empfunden. Daher wird oft auch keine Therapienotwendigkeit gesehen. Es ist wichtig, den Betroffenen die Konsequenzen eines Verzichts auf Therapie auf den natürlichen Erkrankungsverlauf zu vermitteln.

Stimmungskalender *("Mood Charting")*

Die Darstellung des Phasenverlaufs durch den Patienten hilft nicht nur bei der Diagnosestellung oder der Identifizierung von Prodromalsymptomen, sie kann per se den Patienten auch Stabilität und ein Gefühl der Kontrolle geben. Stimmungskalender sind ein wichtiger und zentraler Bestandteil fast aller Psychoedukationsverfahren. Die einfachste Methode stellt eine visuelle Analog-Skala (VAS) dar: Der Patient markiert auf einer 100-mm-Linie, deren beide Enden jeweils die Extreme der Befindlichkeit darstellen, die aktuelle Stimmung oder verschiedene andere Aspekte der Erkrankung. Die prospektive *Life-Chart*-Methode des NIMH (LCM-p) oder das Computerprogramm ChronoRecord (☞ Abb. 9.2) sind weitere Möglichkeiten des *"Mood Charting"*. Eine moderne, Internet-basierte Methode zur Abbildung von Veränderungsprozessen in der Psychotherapie ist das *"Synergetics Navigation System"*, welches flexibel einsetzbar ist und auf Erfassung, Visualisierung und Analyse von Daten beruht, die während verschiedener Änderungsprozesse stattfinden. Ihr Einsatz bei bipolaren Erkrankungen wird aktuell getestet (Schiepek, 2008).

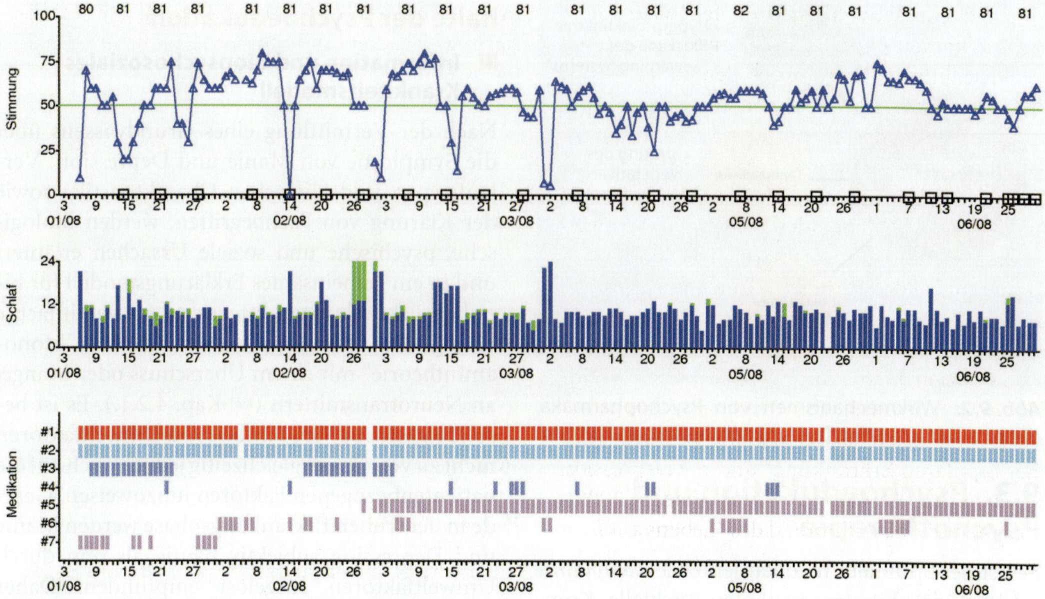

Abb. 9.3: ChronoRecord. Stimmungskalender über 6 Monate. Mit freundlicher Genehmigung der ChronoRecord Association.

Medikamentenliste: #1: Lithiumcarbonat 12,2 mmol; #2: Oxcarbazepin 300 mg; #3: Johanniskraut 300 mg; #4: Bupropion ER 100 mg; #5: Aripiprazol 5 mg; #6: Olanzapin 2,5 mg; #7: Olanzapin 5 mg.

Therapiemöglichkeiten und Medikation

Alle Betroffenen sollten über die Prinzipien der medikamentösen Therapie (Basistherapie, Anpassung des Therapieschemas bei Auftreten neuer Phasen, einzelne Substanzgruppen und ihr Einsatzgebiet) aufgeklärt werden. Die Vorteile und Nachteile der medikamentösen Therapie, Nebenwirkungen und mögliche Gegenmaßnahmen werden dargestellt. Bei individuellen Kontrollterminen sollte dann wiederholt der Umgang mit der aktuell verordneten Medikation erklärt und die wichtigsten Informationen möglichst auch in schriftlicher Form mitgegeben werden.

Therapieadhärenz

Chronische Erkrankungen sind allgemein gekennzeichnet durch eine hohe Rate von Non-Adhärenz. Untersuchungen an bipolaren Patienten zeigten, dass in etwa der Hälfte aller Fälle die verordnete Medikation nicht oder nicht regelmäßig eingenommen wird. Während Ärzte am häufigsten vermuten, dass der Grund für das Absetzen in mangelnder Krankheitseinsicht oder der Sehnsucht nach einer Manie liegt, geben Betroffene oft andere Ursachen an (☞ Tab. 9.8).

Patienten
• Unangenehmes Gefühl, dass Medikamente die Gefühle kontrollieren • Depression trotz laufender Therapie • Problem, die chronische Erkrankung zu akzeptieren • Gefühl, für den Partner unattraktiv zu sein
Ärzte
• Mangelnde Einsicht in die Notwendigkeit einer Therapie • Sehnsucht nach Manie • Problem, die chronische Erkrankung zu akzeptieren • Gefühl, weniger kreativ zu sein

Tab. 9.8: Diskrepanz zwischen von Patienten angegebenen und von Ärzten vermuteten Gründen für *Non-Compliance*. Nach Jamison (1979).

Für Lithium-Patienten besteht beispielsweise am häufigsten ein Unwohlsein mit dem Gedanken, dass Medikamente die "Gefühle kontrollieren". Als zweitwichtigster Faktor werden depressive Symptome unter laufender Therapie angegeben. Aber auch Probleme, die chronische Erkrankung zu akzeptieren – insbesondere Scham und Stigmatisierung – werden oft genannt (Pope und Scott, 2003). Diese Problemfelder sollten direkt angesprochen werden und primäre Ziele in Psychotherapie und -edukation sein. In jenen Fällen, wo eine große Sehnsucht nach manischen Zuständen besteht, bewährt es sich, den kausalen Zusammenhang zwischen Manie und Depression auch bildhaft darzustellen. Manche Psychoedukationsmethoden vergleichen dazu die Manie mit dem "Feuer der bipolaren Erkrankung" und die Depression mit der Asche (Koukopoulos und Ghaemi, 2009), andere benutzen das Sinnbild des "Lebens auf Kreditkarte" (Manie) und der später folgenden Rechnung (Depression).

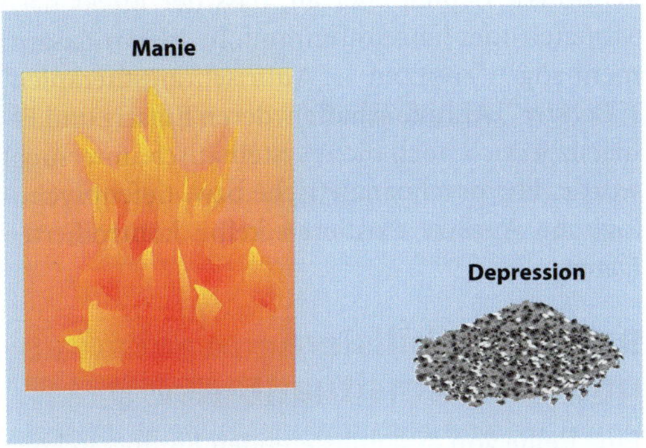

Abb. 9.4: Bildhafter Zusammenhang zwischen Manie als Feuer der bipolaren Erkrankung, Depression als Asche.

Interessant ist, dass bei den Betroffenen Sorgen zur Attraktivität für Partner hoch rangieren, von Ärzten jedoch selten wahrgenommen werden. Besonders wichtig scheint hier das gezielte Thematisieren und ein aktives Management von potenziell störenden medikamentösen Nebenwirkungen wie Gewichtszunahme und sexuelle Dysfunktion.

Belastung und *Coping*-Strategien

Stress- und Belastungsfaktoren erhöhen die Wahrscheinlichkeit für Rezidive. In einem ersten Schritt werden typische Stresssituationen besprochen, danach individuelle Stressoren identifiziert. Schließlich werden der mögliche Umgang mit Belastung und Techniken zur Stressbewältigung (Entspannungstechniken, Tagesstrukturierung zur Stabilisierung zirkadianer Rhythmen, Regenerationszeiten, Genusstraining, soziales Netzwerk etc.) vermittelt.

Frühwarnzeichen und Rückfallprophylaxe

Mit Hilfe von Checklisten können allgemeine und individuell auf den Patienten zutreffende Frühwarnzeichen erfasst werden. Anschließend erfolgt eine Besprechung möglicher Strategien, die für den Fall eines inzipienten Rezidivs in Betracht kommen. So können bei ersten depressiven Symptomen eine ausgeglichene Tagesstrukturierung und Techniken zur Entspannung dienlich sein, bei beginnenden manischen Symptomen eine Stabilisierung des Schlaf-Wach-Rhythmus.

9.3.2. Psychotherapie

Interpersonelle Sozialrhythmustherapie

Die Interpersonelle Therapie (IPT) wurde zur Behandlung unipolarer Depressionen entwickelt. Sie setzt sich aus Elementen der tiefenpsychologischen Psychotherapie, kognitiven Verhaltenstherapie und Gesprächspsychotherapie zusammen. Entscheidend in der Behandlung sind psychosoziale und zwischenmenschliche Erfahrungen des Patienten. Die Interpersonelle Sozialrhythmustherapie (IPSRT) stellt eine Erweiterung der IPT für bipolare Patienten dar (Frank, 2007). Sie fokussiert auf Stabilisierung der zirkadianen sozialen Abläufe und versucht dabei, Schüsselprobleme interpersoneller Konflikte zu lösen. Drei Mechanismen werden identifiziert, die Rezidive provozieren: *"Life Events"*, die Störung zirkadianer Rhythmen und medikamentöse *Non-Compliance.* In der initialen Phase erhalten die Patienten psychoedukative Therapie und protokollieren täglich ihre Stimmung und den Rhythmus sozialer Aktivitäten (Schlaf-Wach-Rhythmus, Nahrungsaufnahme, soziale und berufliche Aktivitäten). Es werden potenzielle Störungen identifiziert (unregelmäßige Arbeit, Schicht- und Nachtarbeit, Termindruck, etc.) und in der darauffolgenden Stabilisierungsphase Gegenstrategien entwickelt. Sowohl Inaktivität (depressionsfördernd), als auch Überstimulation (maniefördernd) sollten vermieden werden. Darauf folgt eine präventive Phase für etwa zwei Jahre mit monatlichen Kontrollen, die den Behandlungserfolg sichern soll. Zuletzt wurde auch eine Kombination von IPSRT mit Familientherapeutischer Therapie erfolgreich getestet.

Kognitive Verhaltenstherapie (KVT oder *"cognitive behavioral therapy"*, CBT)

Kognitiv-behaviorale Therapie hilft dem Patienten, angelernte, der Erkrankung zugrunde liegende oder sie aufrechterhaltende dysfunktionale Kognitionen und Verhalten zu ändern. Es werden Techniken der Selbstwahrnehmung und zur Modifikation von Denk- und Verhaltensweisen erlernt. Der Fokus liegt neben Psychoedukation im Erkennen von Frühwarnzeichen, Erlernen von Anti-Rezidiv-Techniken sowie Umgang mit Symptomen, Vulnerabilität und Problemen als Folge der Erkrankung (Lam, 2005).

Familientherapeutische Ansätze *(Family Focused Treatment*, FFT)

Konflikte innerhalb einer Partnerschaft und Familie können den Verlauf bipolarer Erkrankungen negativ beeinflussen. Ausgeprägt kritisches, feindseliges oder aber emotional überengagiertes Verhalten *("high expressed emotions")* des sozialen Umfelds scheint ein negativer Einflussfaktor zu sein, der mit mehr Rückfällen assoziiert ist (Simoneau, 1998). Im Rahmen einer FFT werden daher schon in den ersten, psychoedukativen Teil Angehörige des Patienten einbezogen. Danach wird ein umfassendes Kommunikationstraining mit Elementen wie Rollenspielen, aktivem Zuhören und Einüben von positivem und negativem *"Feedback"* durchgeführt. In einem dritten Modul können dann Problemlösungsstrategien, ausgehend von aktuellen Problemen des Patienten (zum Beispiel Arbeitsplatzwechsel), erarbeitet werden.

9.3.3. Datenlage zur Wirksamkeit

Für alle beschriebenen Methoden (Psychoedukation, IPSRT, CBT, FFT) konnte eine positive Wirkung auf den Erkrankungsverlauf belegt werden (Hausmann, 2007). Sie können auch beitragen, die Gesamtkosten der Behandlung zu senken (Scott, 2009). Der stärkste messbare Therapieeffekt ist eine Verlängerung der Zeit bis zur nächsten Phase, wobei oft manische Rückfälle besser verhindert werden als depressive Rezidive. Diese "Wirkungslücke" im depressiven Bereich ist als besonders signifikant und folgenreich zu sehen, da sowohl subjektiv, als auch objektiv die Last durch depressive Episoden im Vergleich zu manischen Phasen bei bipolaren Erkrankungen überwiegt und ein wesentlicher Faktor für *Non-Compliance* ist. Allerdings scheint Psychotherapie neue depressive Phasen tendenziell besser zu verhindern als reine Psychoedukation (Miklowitz, 2008). Eine offene Frage ist die Dauer der Wirksamkeit von psychotherapeutischen Interventionen. Die bisherigen Erkenntnisse deuten eher an, dass der Effekt nach Monaten oder Jahren abnimmt. In diesem Zusammenhang könnten "Auffrischungstherapien" *("Booster")* Abhilfe schaffen, deren Einsatz und Effizienz jedoch noch nicht systematisch untersucht wurde. Für psychoanalytische bzw. tiefenpsychologische Ansätze existieren keine kontrollierten Daten.

9.4. Destabilisierende Faktoren und Problemsituationen

Eine Reihe von destabilisierenden Einflüssen können neue Phasen auslösen, den Erkrankungsverlauf komplizieren und die Therapiebemühungen beeinträchtigen (☞ Tab. 9.9). Einige davon stellen durchaus vermeidbare Risiken dar und können bei konsequenter Beachtung einen wesentlichen Beitrag zur langfristigen Stabilisierung leisten.

Somatische Faktoren
• Hyper-/Hypothyreose
• Urämie
• Herpes simplex
• Vitamin-B_{12}-Mangel
• Infektionen
• Operative Eingriffe
• Schwangerschaft/postpartal
Medikamente/Drogen
• Alkohol
• Stimulanzien, Kokain, Cannabis
• Sympathikomimetika
• Koffein, *"energy drinks"*
• Steroide
• Interferon
• Levodopa, Dopaminagonisten
• Pseudoephedrin
• Stimulationsbehandlung bei IVF
Andere Faktoren
• Schlafmangel
• massive Lichtexposition
• Stressexposition
• Reizüberflutung
• Unregelmäßiger Sozialrhythmus
• *"Life Events"*

Tab. 9.9: Auswahl von potenziell destabilisierenden Faktoren bei bipolaren Erkrankungen.

9.4.1. Medizinische Problemsituationen

Infekte

Einerseits können manche Psychopharmaka (Clozapin, Carbamazepin, aber auch andere Antipsychotika und Antiepileptika) zu Zytopenien und in der Folge zu Infekten und Gerinnungsstörungen führen. Andererseits kommt es bei Infektionen und Entzündungen zu komplexen Veränderungen des Metabolismus. Plasmaspiegelkontrollen sind daher dringend angezeigt. Manche Antibiotika interagieren zusätzlich mit dem hepatischen Stoffwechsel und können daher zu Spiegelveränderungen von Psychopharmaka führen. Insbesondere zu erwähnen sind Gyrasehemmer und Makrolide. Die Nierenfunktion kann ebenfalls durch Antibiotika und Antiphlogistika (NSAR) beeinträchtigt werden, was unter anderem zu einer verminderten Lithium-Exkretion führt und den Plasmaspiegel in toxische Bereiche bringen kann. Zusammenfassend lässt sich sagen, dass bipolare Patienten mit Infekten ein besonders intensives medizinisches Monitoring benötigen.

Praxis

Jeder bipolare Patient soll über die Möglichkeit einer Zytopenie, klinische Zeichen eines Infekts und die daraus folgende Notwendigkeit von Laborkontrollen aufgeklärt werden. Bei der Behandlung eines Infekts sollten Plasmaspiegelkontrollen erfolgen und streng auf Wechselwirkungen mit Antibiotika und Antiphlogistika geachtet werden.

Kortisol und Immunmodulatoren

Sowohl Kortisol als auch verschiedene Immunmodulatoren (z.B. γ-Interferon) können bei bipolaren Patienten schwere affektive Phasen und psychotische Symptome auslösen. Die Indikation zu einer Anwendung dieser Substanzen ist daher besonders strikt zu stellen.

Operative Eingriffe, Anästhesie und EKT

Manche Psychopharmaka müssen vor operativen Eingriffen kurzfristig pausiert werden. Lithium kann beispielsweise mit Anästhetika interagieren und die neuromuskuläre Blockade verlängern. Für Elektrokonvulsionstherapie (EKT) unter Lithium ist auch eine vermehrte Inzidenz kognitiver Nebenwirkungen beschrieben. Die Effekte einer EKT können vermindert oder verhindert werden, wenn gleichzeitig Antiepileptika oder Benzodiazepine angewendet werden. Diese werden daher in der Regel kurzfristig vor einer EKT pausiert. Das Anästhesie-Management stellt bei Patienten unter Psychopharmaka meist kein ernsthaftes Problem dar. Nicht selten wird aber in der klinischen Praxis der Wiederbeginn der ursprünglichen Medikation im Anschluss vergessen. Nach operativen Eingriffen sollte daher unbedingt überprüft werden, ob die vollständige Prämedikation wieder aufgenommen wurde.

Hormonbehandlung

Hormone haben einen potenziell starken Einfluss auf die Stimmung und können neue Phasen auslösen. Sie sollten daher allgemein nur nach strengster Indikation angewendet werden. Für orale Kontrazeptiva sind allerdings auch stabilisierende Effekte beschrieben. Ihre Verträglichkeit muss im Einzelfall ausgetestet werden. Bei einer *In-vitro*-Fertilisation (IVF) wird zur Gewinnung einer ausreichenden Anzahl von Eizellen eine maximale hormonelle Stimulation durchgeführt. Diese stellt für Patientinnen mit einer bipolaren Grunderkrankung eine Hochrisiko-Situation dar und sollte nur nach einer genauen Aufklärung, strengen Risiko-Nutzen-Abwägung und unter sehr engmaschiger Kontrolle durchgeführt werden.

9.4.2. Sozialpsychiatrische Aspekte

Soziale Wiedereingliederung

Viele Patienten haben nach schweren Phasen ihren Arbeitsplatz oder ihre Wohnmöglichkeit verloren, nicht selten ist das gesamte soziale Netzwerk zerrissen. Es können sich Schulden von existenzbedrohlicher Dimension angehäuft haben und zahlreiche versäumte Erledigungen (Behörden, Vertragsverlängerungen etc.) anstehen. Nach längerem stationären Aufenthalt kommt es auch nicht selten durch Hospitalisierung zu einem Verlernen alltagsrelevanter Fähigkeiten. Die Rückkehr in die ursprüngliche Situation macht nicht leichter, dass oft große Scham über die in der Umgebung bekannt gewordene Erkrankung und zusammengehörige Vorfälle besteht. In solchen Fällen empfiehlt sich eine umfassende sozialpsychiatrische Therapie, wo immer möglich in spezialisierten sozialpsychiatrischen Zentren und Tageskliniken. Wenn kognitive oder soziale Defizite bestehen, die eine Reintegration behindern, können diese dort auch gezielt trainiert werden.

Arbeit und Urlaub

Der Wiedereinstieg in die Arbeit sollte nach Möglichkeit nicht abrupt erfolgen, sondern im Sinne einer langsamen Steigerung der Leistung und Belastung. Ziel ist es, einen möglichst regelmäßigen Rhythmus zu etablieren, der zur Stabilisierung des Krankheitsverlaufs beiträgt. Schicht- und Nachtarbeit wirken destabilisierend und sind daher kontraindiziert. Wenn möglich, kann es sinnvoll sein, den Arbeitgeber oder arbeitsmedizinischen Dienst des beschäftigenden Unternehmens einzubeziehen. Dieses Vorgehen ist jedoch sehr sorgfältig zu planen und setzt in jedem Fall das volle Einverständnis des Betroffenen selbst voraus.

Urlaubsreisen können (nicht nur) für bipolare Patienten leicht zu einem *"Life Event"* werden und neben positiven auch negative Auswirkungen haben. Es ist wichtig, den Betroffenen schon prospektiv nach Urlaubsplänen zu befragen. Langstreckenreisen in andere Zeitzonen können durch eine Störung des Schlaf-Wach-Rhythmus, aber auch schon alleine durch eine Reizüberflutung mit neuen Eindrücken, manische oder depressive Phasen auslösen. Das gleiche gilt für massive Lichtexposition (Sonnenbaden). Hitze und veränderte Nahrungs- und Flüssigkeitsaufnahme können Medikamentenspiegel beeinflussen. Insbesondere ist hier auf Lithium zu achten, aber auch auf die erhöhte Gefahr eines hypotonen Kollaps für alle Psychopharmaka mit hypotensiver Wirkung (z.B. zahlreiche Antipsychotika). Sehr häufig vergessen Betroffene, ausreichend Medikation für die Zeit der Abwesenheit mitzunehmen. Vor einem Urlaub sollte daher die entsprechende Ration und ein offizielles ärztliches Attest, aus dem die Grunderkrankung und aktuelle Medikation in der international üblichen Kodifizierung hervorgehen, mitgegeben werden (ICD-10-Klassifikation, Medikamente mit chemischer Bezeichnung in englischer Sprache, Kontaktadressen für medizinische Informationen im Notfall).

Praxis

Schicht- und Nachtarbeit sind bei bipolaren Patienten kontraindiziert.

9.5. Trialog

Unter Trialog versteht man den Austausch zwischen Betroffenen, deren Angehörigen und den Behandlern. Die gute Einbindung von Angehörigen in das Gesamtbehandlungskonzept ist ein prognostisch wichtiger Faktor. Es bewährt sich, auch die dem Patienten nahestehenden Personen über die Grundzüge der Therapie und den Umgang mit den verordneten Medikamenten aufzuklären. Für die Erkennung von Frühwarnzeichen neuer Phasen sind Angehörige oft besonders sensibel. Speziell wenn die familiäre oder partnerschaftliche Belastung sehr hoch ist, empfiehlt es sich, die Unterstützung von Angehörigen-Selbsthilfevereinen in Anspruch zu nehmen. Bei familiären Problemen können familienfokussierte Therapien in Erwägung gezogen werden. Eine häufig vergessene und vernachlässigte Personengruppe sind Kinder psychisch Erkrankter, die besonders stark unter den Erkrankungsfolgen leiden und kaum Unterstützung oder Verständnis durch die

Umgebung erfahren. Auch für sie gibt es jedoch zunehmend Betreuungs- und Therapieangebote, die über die Kontaktadressen im Anhang gefunden werden können.

9.6. Selbsthilfe

Bipolare Patienten können in Selbsthilfegruppen wertvolle Unterstützung erfahren, die nur in diesem speziellen Rahmen möglich ist. Die Erfahrung, dass es andere Betroffene mit ähnlichen Problemen gibt, kann dabei helfen, die Erkrankung besser zu verstehen und anzunehmen. Es können gemeinsame Erfahrungen mit Ärzten, Therapeuten, Krankenhäusern und Medikamenten oder Strategien zur Vorbeugung von Krisen ausgetauscht werden. Auch die Begegnung mit Menschen, die trotz bipolarer Erkrankung ein zufriedenes und stabiles Leben führen, ist ein wichtiger stabilisierender Faktor. In der Gruppe können Symptome reflektiert werden, um zu erkennen, wann eine behandlungsbedürftige Phase beginnt. Ein zusätzlicher positiver Effekt ist die Erweiterung des sozialen Netzwerks. Allerdings ist oft die Hemmschwelle zur Teilnahme an einer Selbsthilfegruppe groß und es gibt Grenzen der Hilfsmöglichkeiten. So kann ein depressiver Teilnehmer die Stimmung in der gesamten Gruppe stark beeinträchtigen. Umgekehrt sind Betroffene, die Symptome einer beginnenden Manie aufweisen, nur schwer in die Gruppe zu integrieren. Eine mögliche Alternative ist die Selbsthilfe in Internet-Foren. Ein Vorteil liegt in der Anonymität, ständigen Erreichbarkeit und niedrigeren Hemmschwelle zur Teilnahme. Durch ein Archiv mit Suchfunktion in den Beiträgen besteht auch die Möglichkeit, sich schnell zu einem speziellen Thema zu informieren. Dem steht der Nachteil gegenüber, dass die Urheberschaft der Beiträge und damit auch ihre Qualität nicht überprüfbar sind, weswegen Foren der Vorzug zu geben ist, die zumindest professionell moderiert und betreut werden. Das Internet ist heute gerade auch im Gesundheitsbereich eine der wichtigsten Informationsquelle geworden und wird von Betroffenen mit hoher Wahrscheinlichkeit benutzt. Eine Auswahl von vertrauenswürdigen Quellen und professionell moderierten Selbsthilfe-Foren findet sich im Anhang.

9.7. Literatur

Aichhorn W, Huber R, Stuppaeck C, Whitworth AB, 2006. Cardiomyopathy after long-term treatment with lithium - more than a coincidence? J. Psychopharmacol. 20: 589-591.

American Diabetes Association, American Psychiatric Association, American Association of Clinical Endocrinologists, North American Association for the Study of Obesity., 2004. Consensus development conference on antipsychotic drugs and obesity and diabetes. Diabetes Care 27: 596-601.

Baumgartner C, 2001 Die einzelnen Antiepileptika. In: Beaulieu, C (Ed.), Handbuch der Epilepsien. Klinik, Diagnostik, Therapie und psychosoziale Aspekte. Springer-Verlag, New York, pp. 310-387.

Benkert O, Hippius H, 2007. Kompendium der Psychiatrischen Pharmakotherapie. Springer Medizin Verlag, Heidelberg.

Drici MD, Priori S, 2007. Cardiovascular risks of atypical antipsychotic drug treatment. Pharmacoepidemiol. Drug Saf 16: 882-890.

Emrich HM, Dose M, 1993 Kontrolluntersuchungen. In: Riederer P, Laux G, Pöldinger W (Eds.), Neuropsychopharmaka Antidepressiva und Phasenprophylaktika. Springer-Verlag, Wien, New York, pp. 547-548.

Frank E, Swartz HA, Boland E, 2007. Interpersonal and social rhythm therapy: an intervention addressing rhythm dysregulation in bipolar disorder. Dialogues. Clin. Neurosci. 9: 325-332.

Glassman AH, Bigger JT, Jr., 2001. Antipsychotic drugs: prolonged QTc interval, torsade de pointes, and sudden death. Am. J. Psychiatry 158: 1774-1782.

Goodwin FK, Jamison KR, 2007 Maintenance Medical Treatment. Manic Depressive Illness: Bipolar Disorders and Recurrent Depression. Oxford University Press, New York, pp. 797-848.

Hausmann A, Hortnagl C, Muller M, Waack J, Walpoth M, Conca A, 2007. Psychotherapeutic interventions in bipolar disorder: A review. Neuropsychiatrie 21: 102-109.

Jamison KR, Gerner RH, Goodwin FK, 1979. Patient and physician attitudes toward lithium: relationship to compliance. Arch. Gen. Psychiatry 36: 866-869.

Kaschka WP, 1993 Kontrolluntersuchungen. In: Riederer P, Laux G, Pöldinger W (Eds.), Neuropsychopharmaka Antidepressiva und Phasenprophylaktika. Springer-Verlag, Wien, New York, pp. 515-516.

Kleindienst N, Severus WE, Moller HJ, Greil W, 2005. Is polarity of recurrence related to serum lithium level in patients with bipolar disorder? Eur. Arch. Psychiatry Clin. Neurosci. 255: 72-74.

König W, Laux G, 1998 Kontrolluntersuchungen. In: Riederer P, Laux G, Pöldinger W (Eds.), Neuro-Psychopharmaka. Ein Therapie-Handbuch. Band 4: Neuroleptika. Springer-Verlag, Wien, New York, pp. 197-201.

Koukopoulos A, Ghaemi SN, 2009. The primacy of mania: a reconsideration of mood disorders. Eur. Psychiatry 24: 125-134.

Lam DH, McCrone P, Wright K, Kerr N, 2005. Cost-effectiveness of relapse-prevention cognitive therapy for bipolar disorder: 30-month study. Br. J. Psychiatry 186: 500-506.

Marder SR, Essock SM, Miller AL, Buchanan RW, Casey DE, Davis JM, Kane JM, Lieberman JA, Schooler NR, Covell N, Stroup S, Weissman EM, Wirshing DA, Hall CS, Pogach L, Pi-Sunyer X, Bigger JT, Jr., Friedman A, Kleinberg D, Yevich SJ, Davis B, Shon S, 2004. Physical health monitoring of patients with schizophrenia. Am. J. Psychiatry 161: 1334-1349.

Marder SR, Wirshing DA, 2004 Clozapine. In: Schatzberg AF, Nemeroff, CB. (Eds.), Textbook of Psychopharmacology. American Psychiatric Publishing, Arlington, pp. 443-456.

McIntyre RS, Soczynska JK, Bordbar K, Konarski JZ, 2007 Antipsychotic-associated Weight Gain. A Synthesis and Clinical Recommadations. In: Bermudes RA, Keck PE, McElroy SL (Eds.), Managing Metabolic Abnormalities in the Psychiatrically Ill. A Clinical Guide for Psychiatrists. American Psychiatric Publishing, Inc., Arlington, pp. 165-201.

Miklowitz DJ, 2008. Adjunctive psychotherapy for bipolar disorder: state of the evidence. Am. J. Psychiatry 165: 1408-1419.

Montejo-Gonzalez AL, Llorca G, Izquierdo JA, Ledesma A, Bousono M, Calcedo A, Carrasco JL, Ciudad J, Daniel E, de la GJ, Derecho J, Franco M, Gomez MJ, Macias JA, Martin T, Perez V, Sanchez JM, Sanchez S, Vicens E, 1997. SSRI-induced sexual dysfunction: fluoxetine, paroxetine, sertraline, and fluvoxamine in a prospective, multicenter, and descriptive clinical study of 344 patients. J. Sex Marital Ther. 23: 176-194.

Nickel M, Depressive Erkrankungen, Springer Verlag, 2009: 174f

Nickel MK, Nickel C, Muehlbacher M, Leiberich PK, Kaplan P, Lahmann C, Tritt K, Krawczyk J, Kettler C, Egger C, Rother WK, Loew TH, 2005. Influence of topiramate on olanzapine-related adiposity in women: a random, double-blind, placebo-controlled study. J. Clin. Psychopharmacol. 25: 211-217.

Pope M, Scott J, 2003. Do clinicians understand why individuals stop taking lithium? J. Affect. Disord. 74: 287-291.

Richter CM, Muller-Oerlinghausen B, 2000 Labortechnisch erfassbare unerwünschte Arzneimittelwirkungen (UAW). In: Gastpar M, Bangerl I. (Eds.), Laboruntersuchungen in der psychiatrischen Routine. Georg Thieme Verlag, Stuttgart; New York, pp. 91-105.

Schatzberg AF, Cole JO, DeBattista C, 2007a Antipsychotic Drugs. Manual of Clinical Psychopharmacology, pp. 159-253.

Schatzberg AF, Cole JO, DeBattista C, 2007b Mood Stabilizers. Manual of Clinical Psychopharmacology. American Psychiatric Publishing, Arlington, pp. 294-300.

Schiepek G, Psychotherapie als evidenzbasiertes Prozessmanagment. Nervenheilkunde, 2008. 12:1-9

Scott J, Colom F, Popova E, Benabarre A, Cruz N, Valenti M, Goikolea JM, Sanchez-Moreno J, Asenjo MA, Vieta E, 2009. Long-term mental health resource utilization and cost of care following group psychoeducation or unstructured group support for bipolar disorders: a cost-benefit analysis. J. Clin. Psychiatry 70: 378-386.

Simoneau TL, Miklowitz DJ, Saleem R, 1998. Expressed emotion and interactional patterns in the families of bipolar patients. J. Abnorm. Psychol. 107: 497-507.

Van Amelsvoort T, Bakshi R, Devaux CB, Schwabe S, 1994. Hyponatremia associated with carbamazepine and oxcarbazepine therapy: a review. Epilepsia 35: 181-188.

Anhang

10. Anhang

10.1. Literatur

Bauer M (2006) Weißbuch Bipolare Störungen in Deutschland. 2. überarbeitete Auflage. Deutsche Gesellschaft für bipolare Störungen e.V. (DGBS e.V.)

Geislinger R (2005) Bipolare Störungen – Ratgeber für Betroffene und Angehörige. Deutsche Gesellschaft für bipolare Störungen e.V. (DGBS e.V.)

Langosch JM (2008) Vademecum – Bipolare Störungen. Die Pharmakotherapie der bipolar affektiven Störungen. 3. überarbeitete Auflage. Deutsche Gesellschaft für bipolare Störungen e.V. (DGBS e.V.)

Goodwin FK & Jamison KR (2007) Manic-Depressive Illness: Bipolar Disorders and Recurrent Depression. Oxford University Press.

Jamison KR (1999) Meine ruhelose Seele. Die Geschichte einer manischen Depression. Goldmann.

Erfurth A (2005) Kurzpsychoedukation für Bipolare Patienten: Das einfache Kurzprogramm in 6 Modulen. Thieme-Verlag.

Bräunig P & Wagner P (2003) Zwischen den Polen von Manie und Depression: Psychoedukation bei bipolarer Erkrankung. Ein Wegweiser für Betroffene und Angehörige. Deutsche Gesellschaft für bipolare Störungen e.V. (DGBS e.V.)

Wagner P & Bräunig P (2004) Psychoedukation bei bipolaren Störungen, Verlag Schattauer

10.2. Vereine

DGBS e.V.

Deutsche Gesellschaft für bipolare Störungen e.V.
Postfach 902302
21057 Hamburg
Tel.: +49 (0) 40/85 40 88 83
(Di+Do 14.00-18.00 Uhr)
E-Mail: info@dgbs.de
www.dgbs.de

OEGBE

Österreichische Gesellschaft für bipolare Erkrankungen
c/o Bipolar Zentrum
Bahngasse 43
2700 Wiener Neustadt
Tel.: +43 (0) 664/10 35 351
www.oegbe.at

Bipolar Selbsthilfe Netzwerk (BSNe e.V.)

E-mail: info@bipolar-netzwerk.de
www.bsne.de

Familien-Selbsthilfe/Bundesverband der Angehörigen psychisch Kranker (BApK)

Oppelner Str. 130
53119 Bonn
Tel.: +49 (0) 228/63 26 46
Fax: +49 (0) 228/65 80 63
E-Mail: bapk@psychiatrie.de

HPE Österreich

Hilfe für Angehörige und Freunde psychisch Erkrankter
Bernardgasse 36/14
1070 Wien
Tel.: +43 (0) 1/52 64 202
Fax: +43 (0) 1/52 64 202-20
E-Mail: office@hpe.at
www.hpe.at

Schweizerische Gesellschaft für bipolare Störungen

c/o Universitätsklinik für Psychatrie
Murtenstrasse 21
CH-3010 Bern
Email: postmaster@swissbipolar.ch
Tel.: +41 (0) 31/632 46 11
Fax: +41 (0) 31/632 46 04

10.3. Internetforen zum Thema bipolare Erkrankungen

www.bipolar-forum.de

www.bipolar.at

Index

H

I

J

K

L

M

N

O

P

Q

R

S